赵春杰 ◎ 编著

简单消百病

简单足疗消百病

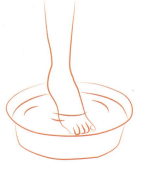

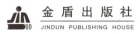
金盾出版社
JINDUN PUBLISHING HOUSE

图书在版编目（CIP）数据

简单足疗消百病 / 赵春杰编著 . — 北京 ：金盾出
版社，2025.2（2025.5 重印）
（简单消百病）
ISBN 978-7-5082-9860-3

Ⅰ.①简… Ⅱ.①赵… Ⅲ.①足 — 按摩疗法（中医）
Ⅳ.① R244.1

中国国家版本馆 CIP 数据核字（2024）第 030414 号

简单足疗消百病
JIANDAN ZULIAO XIAOBAIBING

赵春杰 编著

出版发行：金盾出版社		开　本：710mm×1000mm　1/16	
地　　址：北京市丰台区晓月中路 29 号		印　张：14	
邮政编码：100165		字　数：150 千字	
电　　话：（010）68276683		版　次：2025 年 2 月第 1 版	
（010）68214039		印　次：2025 年 5 月第 2 次印刷	
印刷装订：河北文盛印刷有限公司		印　数：5 001 ～ 6 500 册	
经　　销：新华书店		定　价：66.00 元	

前言

　　足部作为人体的"第二心脏"，不仅承担着人体日常行动的主要任务，而且为人体健康提供科学的判断依据，是防治日常疾病的主要保健部位。俗话说："人有脚，犹如树有根，树枯根先竭，人老脚先衰。"人体健康与足部有着非常密切的关系。

　　足浴、足部按摩属于中医足疗的范畴，只要合理运用这些方法，在家就可以轻松养生。

　　经常进行足浴，能使足部的隐白、太冲、涌泉、昆仑等穴位受到热力刺激，可疏通经脉、平衡阴阳、调理脏腑、强身健体、祛病延年。足浴不仅能防治脚气、足干裂、足冻疮等足部疾患，而且可以改善下肢发凉、麻木、酸痛、肿胀等症状。足浴温热刺激经络，对防治感冒、神经衰弱、眩晕、失眠、关节炎、高血压、便秘等也有显著疗效。

　　足部按摩是通过对人体双足的经络、穴位、反射区施以适当力度和手法的按摩刺激，从而调整脏腑虚实、舒筋活血、散风降温、调节机体功能、改善睡眠、消除疲劳、增强人体免疫力，达到预防和治疗疾病的作用。

　　足浴、足部按摩看似简单，操作起来却并不容易。正确的足浴、足部按摩可以防病健身；反之，错误的足浴、足部按摩则会造成人体不适，甚至引发一些疾病。那么，足部有哪些反射区？足部有哪些穴位？各对应什么器官？能够治疗哪些疾病？各种疾病的防治有哪些适宜的足浴和足部按摩方法？本书将一一为您揭开谜底。

本书从足疗基础知识讲起，介绍了人体足部反射区和穴位，对每个反射区和穴位的具体位置、功效、按摩手法、可治疗的疾病进行了详细的梳理和讲解。书中列举了多种常见疾病，针对各种疾病介绍了方便、实用、有效的泡脚方剂，并配以相应反射区的按摩方法。本书文字浅显易懂，腧穴定位图生动形象，真人操作示范图直观易学。读者朋友可以根据自身情况选择性地查阅，学会足疗，做到有病不求人、无病来养生，让病从足下消。

赵春杰

目录

第一章　足疗基础知识

第二章　图解 79 个足部反射区

第三章 图解 33 个常用足部穴位

第四章 足疗改善亚健康状态

第五章 足疗防治常见病

第六章 足疗调养慢性病

第七章　足疗缓解妇科病症

第八章　足疗消除男科病症

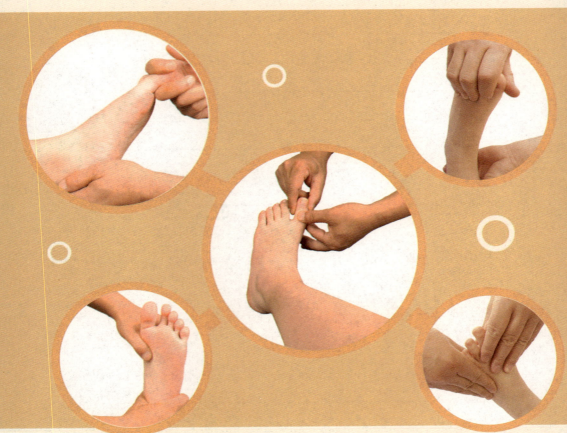

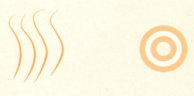

第一章

足疗基础知识

风　寒　暑　湿

足浴的功效

　　足浴，也称沐足，俗称"泡脚"，是根据中医辨证施治原理，选取适当的药物，组成泡脚方剂，并经过一定的方法制备成溶液，通过浸泡足部来强身健体、防病保健的一种方法。

　　足浴不仅祛寒暖身、温里止痛、活血化瘀，使"四肢无冷疾"，还能扶正祛邪、健脾养胃、疏肝解郁、补肾强心、通利大脑，调节脏腑阴阳平衡。西医认为，足浴不仅改善血液循环，促进新陈代谢，而且能美容养颜、放松身心、辅助治疗疾病。

① 促进血液循环

　　一般来说，体温与血液循环有密切的关系。体温降低，血液循环也会不畅，体温升高，血液循环也随之旺盛。热水足浴可以改善足部血液循环。水的温热作用可扩张足部血管，提高皮肤温度，从而促进足部乃至全身血液循环；热水足浴也能加快足部血液流速，增加血液流量，从而改善心脏功能，降低心脏负荷。

② 消除疲劳

　　人体疲劳时，会出现足部血液循环不良，代谢终产物，如钙盐、乳酸微晶体等物质沉积的现象。人体某个器官功能异常或患病时，受病理反射的影响，足部的血液循环不良，更容易产生沉积物。运动员在经过一日剧烈运动后，每千克血液中平均含有30毫克的乳酸，用43℃的水浸泡双足30分钟后，采血检查发现，每千克血液中乳酸含量下降约5毫克；再足浴一段时间后，每千克血液中的乳酸含量可降低20毫克左右，乳酸含量几乎恢复到正常水平。可见，热水足浴是消除身体疲劳简单有效的方法。

促进新陈代谢

热水足浴后血液循环量增加，能够调节内分泌腺体分泌各种激素，如甲状腺分泌的甲状腺激素，肾上腺分泌的肾上腺激素等，这些激素均能促进新陈代谢。

4 改善睡眠

足部有丰富的神经末梢和毛细血管，热水足浴对神经和毛细血管有温和良好的刺激作用。这种温热刺激反射到大脑皮层，可以对大脑皮层起到抑制作用，使兴奋由交感神经顺利地向副交感神经转换。副交感神经兴奋后，人处于安静休息状态，从而改善睡眠，消除失眠症。

5 养脑护脑

通过热水足浴，可以调节经络和气血，使足部血管扩张，血容量增加，从而使头部血流加快，及时足量补充大脑所需的氧气和营养物质。

正确的足浴方法

① 足浴水

足浴水一般采用自来水，被农药或化肥污染的水则应禁用。这是因为双足在温热刺激作用下，毛细血管会扩张，毛孔开放，此时用被污染的水泡足，人体皮肤容易吸收水中的有害物质，危害身体健康。

② 足浴容器

足浴容器以木制盆为最佳，因木制盆散热较慢，有利于保温。高度应以没过踝关节为佳，宽度则以能容纳双足即可。若足浴容器太矮，热水浸泡的位置就较低，浸泡到的下肢皮肤面积也就相对较少。

③ 足浴温度

足浴水的温度应以能耐受为限，足浴后应感觉轻松、舒适。一般可控制在 40 ～ 50℃，老人和儿童的水温不宜过高，风寒感冒、关节炎及畏寒的病人水温控制在 50 ～ 60℃。

④ 足浴时间

如果用于强身保健，以每次 30 分钟为宜；用于治疗每次 45 分钟为宜；用于强身保健，每日 1 次即可。若用于治疗，每日 2 次。

⑤ 药液准备

取准备好的中药，先用 2000 毫升冷水浸泡，武火煎煮 40 分钟，文火煎至 1000 毫升，取汁后再加水 2000 毫升，煎至 1000 毫升，随后将 2 份药汁放在盆中浸泡双足。在足浴过程中，可配合足部按摩，如足趾、足背、足跟、足底、小腿前后及足三里、承山、涌泉等穴，而后按摩相应放射区。

足浴的注意事项

1 足药浴前要先用热水洗掉足部的细菌和汗液，然后再浸泡药液。

2 饭前和饭后的 30 分钟之内不可足浴。因为饭前足浴可能抑制胃液分泌，对消化不利；饭后足浴会使足部血管扩张，血容量增加，可能会导致肠胃的血容量减少，从而影响消化。

3 足浴时，由于足部及下肢血管扩张，血容量增加，可能会导致头部供血量减少，从而引起头部急性缺血，出现头晕等症状。此时应暂停足浴，嘱患者平卧休息或进行冷水足浴，以缓解症状。

4 足药浴时，如果药物作用引起局部皮肤过敏，应立即停止足浴，严重者应及时到医院就诊。

5 足药浴所用的外治药物剂量较大，有些药物尚有毒性，故一般不宜口服。足药浴治疗完毕后，应清洗患处并拭干。

6 注意卫生。足浴使用的浴盆和毛巾要及时清洗与更换。有足癣等传染性皮肤疾病者，应注意自身传染和交叉传染的可能。所以出于卫生角度考虑，同一家庭成员，最好有各自的浴盆。出差或外出旅游，应选择卫生条件较好的经营性足浴室。浴盆必须套上泡足塑料袋，做到一人一袋，避免与他人混用，以免感染足癣等疾病。

7 忌当风足疗。足疗时会引起全身出汗，如果足疗时坐在风口，会引起感冒或腰腿痛。

足部按摩的功效

中医认为，足部为人体精气之根，与周身气血和阴阳经络有着密切的关系。通过足部按摩，可以对人体产生以下三大功效。

1 促进血液循环

人体心脏搏动带动周身血液的循环，而足部远离心脏，又处在人体最下部，血液内的很多杂质很容易在足部沉积，造成局部血液循环不畅，进而影响新陈代谢。因此经常进行足部按摩，可促进足部血液循环，改善机体新陈代谢，恢复机体的正常运转。

2 调节神经系统

足部分布着丰富的神经组织与神经末梢，足底按摩可有效刺激足底反射区，调节相应组织、器官的功能，在改善和治疗疾病的同时，使身体更加健康、强壮。

3 疏通经络气血

人体十二经脉中有六条经脉到达足部。足部按摩可以充分刺激足底穴位，使其所在经络得到有效疏通，进而起到调节和恢复人体健康的作用。

13种足部按摩 常用手法

　　掌握足部反射区的按摩手法，有助于取得更好的治疗效果。以下是在总结传统中医推拿按摩技巧的基础上，整理出的13种足部反射区按摩常用手法，可根据具体情况灵活应用。

① 按法

　　用拇指指端或者指腹垂直平压皮肤。着力点要紧贴皮肤，不可移动，用力由轻而重。

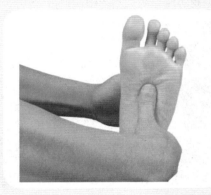

用于较开阔的穴区，治疗慢性疾病

② 点法

　　用拇指指端、拇指关节或食指关节点压穴区。按压准确有力，力量调节幅度较大。

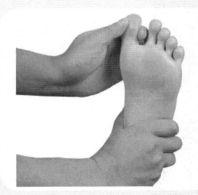

多用于急症、痛症、骨缝处的穴区和需要用力较大而区域较小的穴区

③ 单食指叩拳法

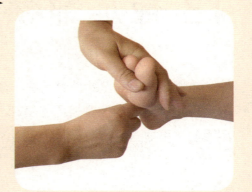

一手固定按摩部位，另一手除食指外，其余四指握拳，食指弯曲，拇指固定，以食指的近端指间关节为施力点，顶压施术部位；或者以按摩棒代替食指贴于施术部位顶压。

叩击要有节奏感，不能忽快忽慢

④ 刮压法

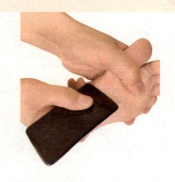

一手拇指固定，食指弯曲呈镰刀状，用食指尺侧缘施力刮压施术部位；或者用刮痧板代替食指贴于施术部位刮压施术。按摩时食指尺侧或刮痧板始终贴于按摩部位皮肤，刮压的方向保持水平，力度以受术者能承受为宜。

适用于面积较大的足部反射区

⑤ 掐法

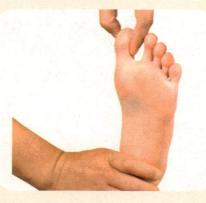

用单手拇指指甲着力，用力地掐压施术部位；或者用双手拇指同时着力，掐压施术部位。操作时拇指端置于施术部位后不要再移动，力量由轻至重，再由重至轻，力度以渗透皮肤组织为宜。

多用于治疗与癫狂发作、神经衰弱相关的狭小穴区

⑥ 指揉法

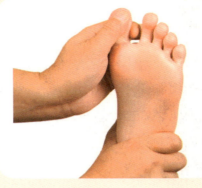

多与按法结合使用

用拇指指腹着力于施术部位，以一定的力度旋转揉动，达到带动皮下组织的效果；或者用食指、中指贴于施术部位，以一定的力度旋转揉动，达到带动皮下组织的效果。按摩时力度要均匀连贯，作用面积小而集中，之后逐渐扩大范围。

⑦ 指推法

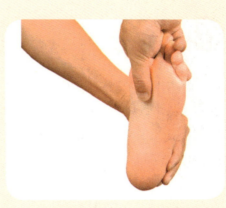

适用于同一处方的几个
反射区，且相距很近

操作者的食指、中指、无名指、小指的第一、二指间关节微微屈曲，拇指指腹与其他四指相对，虎口张大。以拇指指腹为发力点。

⑧ 擦法

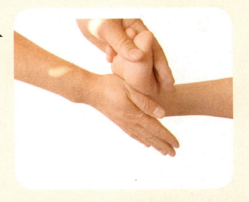

常用于开始治疗时或足底按摩操作

掌部附于目标穴区，紧贴皮肤进行快速直线运动。腕关节自然伸直，前臂与手水平，着力不滞，迅速往复。

9 摇法

使关节做均匀的环转运动。动作缓和，用力稳定，摇动范围在生理范围之内。

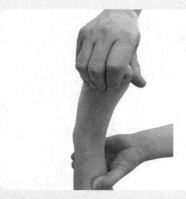

多用于手指、足趾及踝、腕关节部位

10 指摩法

用指腹附着于目标穴区，以腕同臂摆动做顺时针或逆时针环形擦动。动作轻柔，速度均匀协调。

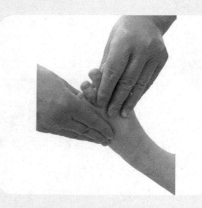

用于足底较开阔部位，治疗老年疾病、寒证、虚证等

11 拔伸法

固定足底相对应的关节一端，牵拉另外一端。用力适中，均匀迅速。

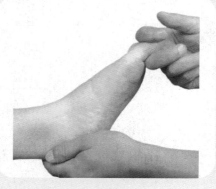

用于足部各关节

12 捏法

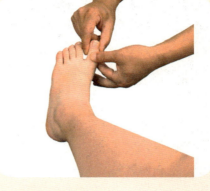

用拇指与食指、中指（或其余四指）夹住肢体，相对用力挤压，动作要循序而下，均匀有节律。

用于手指和足趾小关节的局部不适

13 拿法

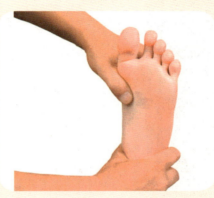

拇指和食指、中指（或其余四指）相对用力，在一定部位或穴位上进行有节律性地提捏。用力要由轻而重，动作要缓和连贯。

用于足部、踝关节及下肢的放松治疗

足部按摩的顺序

总体顺序

　　按摩顺序不正确可能会影响其他器官的功能，所以在足部按摩时应注意顺序，尤其是对足部反射区的按摩更需注意，以便使身体各器官保持最佳的协调状态。一般疾病的治疗和保健，应该按下列顺序进行：首先采取全足按摩，一般先从左足开始，在肾、输尿管、膀胱三个反射区按摩三遍，再按足底、足内侧、足外侧、足背的顺序进行，结束时再将肾、输尿管、膀胱三个反射区按摩三遍；然后再按上述顺序按摩右足；最后是对症按摩。按摩的关键是要找到敏感点，这样不需要用多大力气，被按摩处就会有酸、麻、胀、痛，疗效自然提高。如遇紧急状况，需要立即缓解症状的，如偏头痛、牙痛、关节扭伤等，可直接按摩相对应的反射区。

具体顺序

　　左足：肾上腺→肾→输尿管→膀胱→额窦（右侧）→垂体→小脑和脑干（右侧）→三叉神经（右侧）→鼻（右侧）→头部（大脑，右侧）→颈项（右侧）→颈椎→甲状旁腺→甲状腺→眼（右侧）→耳（右侧）→斜方肌→肺和支气管→心→脾→胃→胰→十二指肠→小肠→横结肠→降结肠→乙状结肠和直肠→肛门→腹腔神经丛→生殖腺→胸椎→腰椎→骶骨→尾骨内侧→前列腺或子宫→尿道、阴道→内侧髋关节→直肠和肛门→腹股沟→内侧坐骨神经→尾骨外侧→生殖腺→外侧髋关节→下腹部→外侧坐骨神经→膝关节→肘关节→肩关节→肩胛骨→上颌→下颌→扁桃体→喉、气管→胸部淋巴结→内耳迷路→胸→横膈膜→肋骨→上身淋巴结→下身淋巴结→肾→输尿管→膀胱。

右足：肾上腺→肾→输尿管→膀胱→额窦（左侧）→垂体→小脑和脑干（左侧）→三叉神经（左侧）→鼻（左侧）→头部（大脑，左侧）→颈项（左侧）→颈椎→甲状旁腺→甲状腺→眼（左侧）→耳（左侧）→斜方肌→肺和支气管→胃→胰→十二指肠→小肠→肝→胆囊→盲肠（阑尾）→回盲瓣→升结肠→横结肠→腹腔神经丛→生殖腺→胸椎→腰椎→骶骨→尾骨内侧→前列腺或子宫→尿道、阴道→内侧髋关节→直肠和肛门→腹股沟→内侧坐骨神经→尾骨外侧→生殖腺→外侧髋关节→下腹部→外侧坐骨神经→膝关节→肘关节→肩关节→肩胛骨→上颌→下颌→扁桃体→喉、气管→胸部淋巴结→内耳迷路→胸→横膈膜→肋骨→上身淋巴结→下身淋巴结→肾→输尿管→膀胱。

足部按摩保健十大经典步骤

1. 含苞未放：双足擦干后，涂抹润肤油。
2. 金鱼摆尾：双手横向拍打双足外侧，起到放松小腿肌肉的作用。
3. 隔墙有耳：双手各握住一足，向内稍用力挤压。
4. 火烧连营：中指、食指关节按压足底的穴位，能缓解胸闷症状。
5. 蜻蜓点水：轻刮双足第1趾，能够改善头痛、头晕，有助于睡眠。
6. 细水长流：点住足心轻压，有助于身体废弃物的排泄。
7. 仙鹤展翅：双手在足背处上下搓热整个足部，能起到促进血液循环的作用。
8. 仙人指路：食指轻刮足趾，能起到舒筋活血的作用。
9. 重于泰山：双手轻轻挤压足背侧，能提高人体的免疫力。
10. 排山倒海：双手交错挤压足背与足心。

足部按摩的适应证

足部按摩的临床运用范围很广，涉及神经、消化、呼吸、循环、内分泌、泌尿、生殖等多个系统的许多疾病，从目前足疗保健的实际应用来看，常用于以下病症：

1 神经系统疾病，如神经痛、神经麻痹、头痛、失眠、神经官能症、瘫痪等。

2 消化系统疾病，如食欲减退、呕吐、腹泻、便秘、胃肠功能紊乱等。

3 呼吸系统疾病，如感冒、咳嗽、哮喘等。

4 循环系统疾病，如心律不齐、高血压、低血压、贫血、心悸等。

5 内分泌系统疾病，如甲状腺功能亢进或减退、肥胖症、糖尿病等。

6 泌尿及生殖系统疾病，如尿频、尿急、遗尿、月经不调、痛经、闭经、阳痿、前列腺肥大、更年期综合征等。

7 皮肤病，如痤疮、湿疹等。

8 五官科疾病，如近视、耳鸣、耳聋、鼻炎、咽炎等。

9 免疫系统疾病，如变态反应性疾病等。

10 运动系统疾病，如落枕、腰痛、颈椎病等。

足部按摩的禁忌证

　　足部按摩虽然适用范围很广，但对于有些疾病是不能使用的，此类患者应及时到医院就诊，千万不能盲目进行足疗，以免引起严重后果。足疗的禁忌证主要有：

1 各种严重出血性疾病。如吐血、呕血、咯血、便血、脑出血、胃出血、肠出血、子宫大出血及其他内脏出血等。因为足疗按摩有促进血液循环的作用，可能导致局部组织出血或更严重的出血。

2 年龄过大、体质极虚弱、耐受力差者。如严重心脏病、高血压、精神病，以及脑、肺、肝、肾等器官功能严重障碍。

3 妊娠期、月经期妇女，不宜足部按摩，以免引起流产或出血过多，特别是对于与妇科相关的穴区，严禁暴力按压刺激。

4 某些外科手术适应证者，如急性阑尾炎、腹膜炎、肠穿孔、骨折、关节脱位等。

5 各种传染性疾病，如肝炎、结核、流脑、乙脑、伤寒及各种性病等。

6 各种中毒，如煤气、药物、食物中毒，毒蛇、狂犬咬伤等。

7 足部穴位及反射区有严重的皮肤溃烂、出血、传染性皮肤病，以及下肢静脉炎或有血栓者。

足部按摩的注意事项

为了提高疗效并减少足疗的不适反应，进行足部治疗要注意以下事项。

1 按摩者在治疗前要将指甲剪短，以防在治疗中刺伤皮肤。用肥皂将双手洗净。在按摩的反射区内均匀地涂上按摩乳或凡士林油，起到润滑皮肤、防止擦伤的作用。

2 按摩时患者应先用热水洗足后放松全身，稳定情绪，仰卧在床上。按摩者取坐势，在膝盖上置毛巾，将患者的足部放置在自己的膝盖上。

3 慢性病患者在足疗期间切忌盲目停服药物。患有其他疾病症时同样应该按照医师处方服药，绝对不能私自停药。在进行正规治疗的同时进行足部按摩，待病情好转后再逐渐减少药量。

4 心脏病、糖尿病、肾病患者，按摩时间每次不宜超过15分钟。有严重疾病者，应以系统的正规治疗为主，同时可选择本方法配合治疗。

5 老年人骨质较疏松，关节僵硬，儿童皮薄肉嫩，按摩时应以轻手法为主，可用指腹施力，不可用力过度，以免损伤皮肉筋骨。

6 按摩后半小时内宜喝温开水500毫升，有严重肾病及心力衰竭、水肿患者，喝水不宜超过150毫升。

7 饭后1小时内不宜按摩，以免对胃产生不良刺激。在情绪激动、精神紧张时不宜进行足疗，需待情绪稳定时再进行。

8 对患有疑难疾病或长期服药的患者，足疗效果较慢，需持之以恒，方能见效。

9 找准敏感点。足部按摩的关键问题就是要找准敏感点。所谓敏感点就是患者出现酸、麻、胀、痛的位置，如果找不准，疗效不佳，事倍功半。

足部按摩后的护理

足部按摩具有活血止痛、改善循环、增强免疫力、疏经通络等作用，在按摩之后进行足部皮肤的护理，内外结合，能够巩固按摩的疗效。

①　清洁

浸泡双足、软化死皮，使皮肤湿润光滑，光洁的足部可以将养护成分吸收得更彻底。浸泡后，用小刀把足趾部软化的死皮慢慢刮掉，注意动作要轻，避免用力过大，伤害皮肤。足部的结构和皮肤相对比较特别，可以使用足部脚擦、脚形清洁刷等清洗趾缝，再用天然浮石去除多余死皮、脚垫。

②　爽足

对于有足部疾病者，可以使用一些有针对性的护理产品，如天然舒缓足浴露、防菌浴盐、清凉薄荷爽脚粉、清爽足部喷雾、止汗除臭足部喷雾等。

③　足膜

足部清洁后可以轻轻敷上一层足膜，使足部皮肤晶莹白嫩。敷足膜时，从足趾到足踝，保持方向一致，时间以 15 分钟为宜，随后用清水洗净，根据足部皮肤的干燥程度选择适宜的乳液擦拭即可。

④　防护

过量的运动后或长期穿高跟鞋时，足部很容易受到损伤。日常生活中也要做好足部的防护工作，选择舒适的鞋、能护理足部的鞋垫都可以减轻对足的伤害。在冬季，足部很容易受到寒冷的侵袭，足部被冻之后，可以涂上一层含有凡士林成分的药膏，第二日即可恢复。

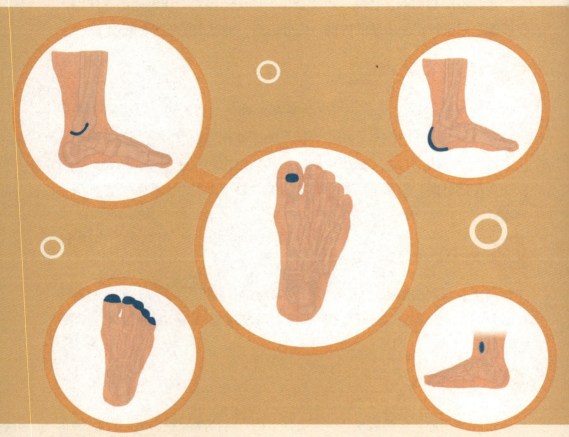
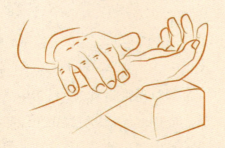

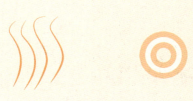

第二章

图解 79 个足部反射区

风　寒　暑　湿

足部反射区基本知识

足部反射区的含义

　　人体的每个组织、器官在两足都有其相对应的神经末梢终端，并固定于一定的体表范围，现代足部按摩学称之为足部反射区，这种反射区实际上就是机体其他组织器官与足部发生各种联系的"神经集结点"。当人体某个器官发生病变时，就会在两足相对应的反射区内产生异常反应。运用按摩手法刺激这些反射区，可以调节人体各部分的功能，取得防病治病、自我保健的效果，医学生将这种疗法称为"足部反射区健康疗法"。

足部反射区的特点

　　1. 足部反射区不同于呈点状的穴位，其面积大而且呈片状，定位稍微偏离也能产生效果。

　　2. 足部反射区位于膝部以下，不只限于足底，还遍布于足背、足内侧、足外侧及小腿，因此，把足部按摩一概称为足"底"按摩是不准确的。

足部反射区的分类

　　足部反射区根据其功能不同可分为三类：基本反射区、症状反射区、辅助反射区。

　　1. 基本反射区：肾、输尿管和膀胱这三个反射区，被称为基本反射区，是足部按摩中极其重要的区域，可以增强排泄功能，将有害物质排出体外。因此，每次按摩开始和结束时都要连续按摩这三个反射区。

　　2. 症状反射区：症状反射区指与患者主要症状相对应的反射区。如鼻丸疾病选用睾丸反射区；鼻炎选用鼻反射区；上呼吸道感染选用肺和支气管反射区；前列腺增生选用前列腺反射区；胆囊炎选用胆囊反射区和肝反射区等。

3. 辅助反射区：辅助反射区为关联反射区，是与病因有关的病理反射区。如对于肺部疾病，除已选取的反射区外，还应增加鼻、扁桃体等反射区。对于各种炎症，应选取肺、脾、淋巴结（依患病部位而选取）、肾上腺、甲状旁腺、扁桃体等反射区来配合。总之，对不同的病症不能用不变的方案进行治疗，应该具体问题具体分析。

足部反射区分布规律

人体重要脏腑或器官在足部均有各自的对应区，在位置的排列上具有一定的规律性。当双足并拢在一起时，人体脏器在足部的对应区，如同一个曲腿盘坐的人体。

足趾对应头、颈、面部反射区，内有大脑、小脑、垂体、三叉神经及眼、耳、鼻、舌、口腔、牙齿等反射区。

足底上部对应胸腔，内有肺脏、气管、心脏、甲状腺、甲状旁腺、斜方肌等反射区。

足底中部对应上腹部，内有大肠、小肠、膀胱、生殖器官（女性为卵巢、子宫，男性为前列腺、睾丸）等反射区。

两足内侧对应脊椎部分，从足趾至足跟方向有颈、胸、腰、骶椎及尾骨各部分反射区。

足外侧对应四肢部分，足底内有肩、腰、肘、髋、股、膝关节等反射区。

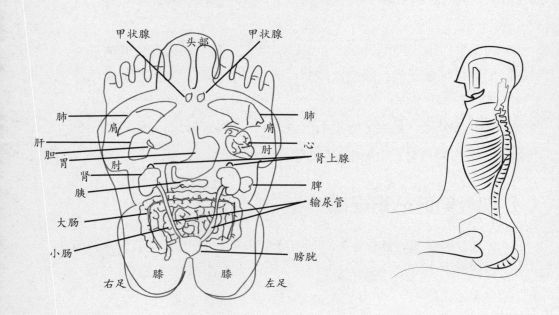

甲状腺　　头部　　甲状腺

肺　　肩　　　　　　肩　　肺

肝　　　　　　　　　肘　　心

胆　　胃　　　　　　　　肾上腺

肾　　肘　　　　　　　　脾

胰　　　　　　　　　　输尿管

大肠

小肠　　　　　　　　　膀胱

右足　　膝　　膝　　左足

足部反射区分布特点

足部反射区虽呈规律性分布，但仍有以下特点应当了解。

1.人体的颈项以上组织、器官在足部的反射区呈左右交叉分布，即左侧的额窦、三叉神经小脑及脑干、鼻、大脑半球、颈项、眼、耳等反射区分布于右足上，而右侧头颈部的同名反射区分布在左足上，颈项以下组织、器官的反射区不发生分布。

2.双足的绝大多数反射区分布相同，仅有少数反射区只分布于左足或右足，如心、脾降结肠、乙状结肠及直肠、肛门反射区只分布于左足上，而肝、胆囊、肠及阑尾、回盲瓣和升结肠反射区只分布于右足上。

3.多数反射区在同一足部只有一个位置，少数反射区在同一足部有两个或两个以上的位置，如眼、耳、生殖腺、肛门和直肠、肋骨、尾骨、关节、坐骨神经、扁桃体、额窦等反射区有多个位置。

足底反射区

大脑（头）反射区

【功效】清热解表，醒神开窍。

【主治】脑血栓、头晕、头痛、神经衰弱等病症。

【诊断】按此反射区时，若有胀气感，多提示感冒、失眠、头晕、头痛、高血压或低血压等疾病；若有颗粒结节感，多见于长期脑血管病、脑卒中后遗症、癫痫等疾病。

【精准定位】位于双足蹈趾趾腹。

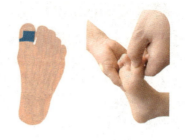

用掐法掐按2～5分钟，以局部酸痛为宜。

额窦反射区

【功效】开窍聪耳，泻热活络。

【主治】前头痛，头顶痛，脑卒中，感冒，眼、耳、口、鼻疾病。

【诊断】按此反射区时，若有胀气感并感觉此处有明显的疼痛，多提示感冒、头痛、头晕、神经衰弱等疾病；触摸此处不易出现颗粒结节感。

【精准定位】位于10个足趾的趾端约1厘米范围内。

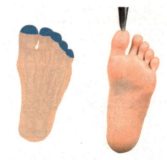

用掐法掐按30～50次，以局部酸痛为宜。

小脑及脑干反射区

【功效】清热散风，止痛，利关节。

【主治】高血压、脑震荡、肌腱关节等疾病。

【诊断】按此反射区时，若有颗粒结节感，考虑有运动神经损伤、脑震荡后遗症；若有胀气感，考虑有痴呆症早期、小脑萎缩、头晕等疾病。

【精准定位】位于双足蹈趾根部外侧靠近第二节趾骨处。

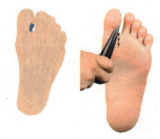

用拇指指腹或按摩棒由足趾向足跟方向推按30～50次。

脑垂体反射区

【功效】调节内分泌，平衡阴阳。

【主治】各种腺体功能失调及更年期综合征、遗尿等。

【诊断】按此反射区时，若有颗粒结节感，提示生长功能发生变化，应及早检查；若此处有凹陷，多考虑内分泌失调。

【精准定位】位于双足蹬趾趾腹中央隆起部位，在脑反射区深处。

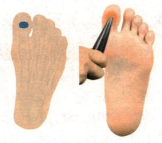

用拇指指尖或按摩棒垂直点压20～30次，以局部酸痛为宜。

三叉神经反射区

【功效】祛风止痛，舒筋活络。

【主治】感冒、失眠、神经痛、面神经麻痹、三叉神经痛。

【诊断】按此反射区时，若有胀气感或颗粒结节感，提示可能患有牙痛、感冒、偏头痛或面神经麻痹。

【精准定位】位于双足蹬趾近第二趾的外侧约45度，在小脑反射区的前方。

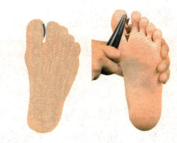

用按摩棒由足趾向足跟方向推按30～50次。

颈项反射区

【功效】醒脑止痛，舒筋活络。

【主治】落枕、颈项酸痛、头晕、颈椎骨质增生、高血压。

【诊断】按此反射区时，若有胀气感，考虑有落枕、颈项酸痛；若有颗粒结节感，考虑有颈椎骨质增生。

【精准定位】位于双足蹬趾根部横纹处。

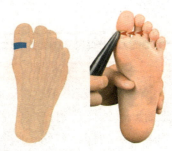

用按摩棒沿趾根部向内侧推按30～50次。

眼反射区

【功效】清头明目，舒筋活络。

【主治】近视、远视、结膜炎、白内障、青光眼。

【诊断】按此反射区时，若有粗糙感，提示患有视觉疲劳；若有胀气感，提示眼功能异常；若有颗粒结节感，考虑有白内障、青光眼。

【精准定位】位于双足第二趾与第三趾中部与根部，包括足底和足背两处。

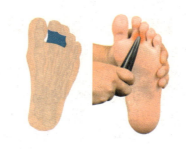

用拇指指腹或按摩棒按压30～50次，以局部酸痛为宜。

耳反射区

【功效】补肾，开窍，聪耳。

【主治】耳外伤、耳鸣、中耳炎、耳聋、重听等耳部疾病。

【诊断】按此反射区时，若有粗糙感，可能患有耳鸣、重听等；若有胀气感，可能患有感冒、耳鸣、外耳道湿疹等；若有颗粒结节感，可能患有中耳炎、中耳性耳聋、耳外伤等疾病。

【精准定位】位于双足第四趾与第五趾中部和根部，包括足底和足背两处。

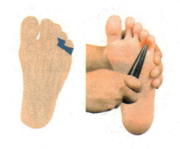

用拇指指腹或按摩棒按压30～50次，以局部酸痛为宜。

斜方肌反射区

【功效】疏经活络，祛风除湿。

【主治】手麻、落枕、肩周炎、颈椎病、颈肩背部疼痛。

【诊断】按此反射区时，若有胀气感，多考虑颈肩背部疼痛、颈椎病等；若有颗粒结节感，则多考虑落枕、肩周炎、背部肌肉损伤。

【精准定位】位于双足足底眼反射区、耳反射区的近心端，呈一横指宽的带状区。

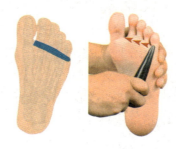

用拇指指腹或按摩棒由外向内推按30～50次，以局部酸痛为宜。

甲状腺反射区

【功效】清心安神，通经活络。

【主治】甲状腺功能亢进或低下、甲状腺炎、失眠、心律失常、心脏病、肥胖症。

【诊断】按此反射区时，若有胀气感，多考虑有心动过速或过缓、心律失常；若有颗粒结节感，多考虑有甲状腺肥大、甲状腺功能减退等疾病。

【精准定位】位于双足足底第一跖骨与第二跖骨之间前半部，并转而横跨第一跖骨中部，呈"L"形带状区域。

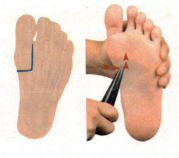

由足跟向足趾方向推按30～50次，以局部酸痛为宜。

甲状旁腺反射区

【功效】清心安神，醒神开窍。

【主治】甲状腺功能亢进或低下、过敏、失眠、呕吐、骨质疏松、心脏病、癫痫发作。

【诊断】按此反射区时，若有颗粒结节感，提示钙磷代谢失调，多见于骨质疏松、癫痫等疾病。

【精准定位】位于双足第一跖趾关节内侧前方的凹陷处。

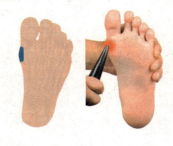

点压30～50次，以局部酸痛为宜。

肺及支气管反射区

【功效】散风活络，止咳化痰。

【主治】咳嗽、支气管炎、哮喘、肺炎、鼻疾。

【诊断】按此反射区时，若双足都有胀气感，提示肺、支气管症状；若仅发生在左脚，则多考虑咳嗽、哮喘、上呼吸道感染等。

【精准定位】位于双足斜方肌反射区的近心端，自甲状腺反射区向外到肩反射区处约一横指宽的带状区。支气管敏感带为自肺反射区中部向第三趾延伸之区域。

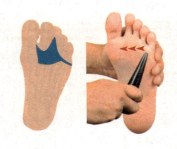

由足外侧向足内侧推按30～50次，以局部酸痛为宜。

胃反射区

【功效】理气和胃，通经活络。

【主治】胃痛、胃炎、胃溃疡、胃胀、消化不良、打嗝、恶心、急慢性胃炎。

【诊断】按此反射区时，若有胀气感，多考虑打嗝、恶心、消化不良；若有颗粒结节感，多考虑胃炎、胃或十二指肠溃疡等；若有块状物，多考虑胃结石、胃胀。

【精准定位】位于双足足底第一跖骨中部，甲状腺反射区下约一横指处。

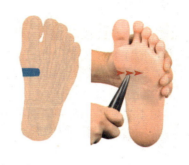

由足内侧向足外侧方向推按30～50次，以局部酸痛为宜。

胰腺反射区

【功效】生发胃气，燥化脾湿。

【主治】消化不良、胰腺炎、糖尿病。

【诊断】按此反射区时，若有较大而硬的块状物，提示胰腺功能异常，多见于糖尿病、消化不良、胰腺炎、脂代谢异常等疾病。

【精准定位】位于双足足底第一跖骨体中下段，胃反射区与十二指肠反射区之间内侧。

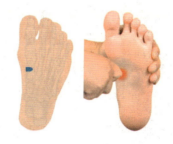

用单食指叩拳法顶压30～50次，以局部酸痛为宜。

十二指肠反射区

【功效】养气和胃，理气止痛。

【主治】十二指肠溃疡、食欲减退、腹胀、消化不良。

【诊断】此反射区不作诊断，主要用于治疗。

【精准定位】位于双足足底第一跖骨底处，胰腺反射区的后外侧。

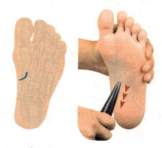

由足趾向足跟斜下方推按30～50次，以局部酸痛为宜。

肝反射区

【功效】舒肝利胆，清热解毒，补益肝血。

【主治】肝炎、肝硬化、食欲减退、消化不良、眼病、眩晕、高脂血症。

【诊断】按此反射区时，若有胀气感，可能有消化不良；若有颗粒结节感，可能有肝炎、肝胆管结石；若摸到块状物，可能有肝囊肿、肝硬化。

【精准定位】位于右足足底第四跖骨与第五跖骨前段之间，肺反射区的后方及足背上与该区域相对应的位置。

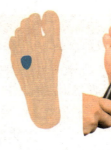

由足跟向足趾方向推按30～50次，以局部酸痛为宜。

胆囊反射区

【功效】利胆疏肝，降逆和胃。

【主治】胆囊炎、胆结石、胆息肉、便秘、食欲减退。

【诊断】按此反射区时，若有颗粒结节感，多考虑胆囊炎、胆结石等症；若有线条样感觉，多考虑胆囊息肉。

【精准定位】位于右足足底第三、第四跖骨中段之间，肝反射区的内下方。

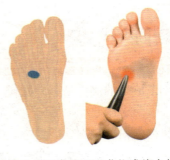

用单食指叩拳法顶压或按摩棒点按30～50次，以局部酸痛为宜。

腹腔神经丛反射区

【功效】调经统血，健脾回阳。

【主治】胃肠功能紊乱、胃痉挛、腹胀、胸闷、消化不良、贫血、腰酸背痛、肾病。

【诊断】按此反射区时，若有胀气感，多考虑神经性呕吐、打嗝、腹胀、严重消化不良等疾病；若有皮下有颗粒结节感，多考虑严重消化不良、贫血、免疫力低下等，也可见于肾病。

【精准定位】位于双足足底第二至第四跖骨体处，分布在肾反射区周围的椭圆形区域，约一横指宽的带状区。

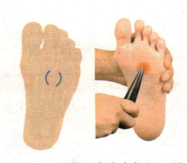

用拇指指腹或按摩棒点按10～20次，以局部酸痛为宜。

肾上腺反射区

【功效】祛风消炎，调理脏腑。

【主治】各种炎症、哮喘、心律不齐、风湿症、高血压、糖尿病、生殖系统疾病、过敏等。

【诊断】此反射区一般不用作诊断，主要用于治疗。

【精准定位】位于双足足底部，第二、第三跖骨体之间，距离跖骨头近心端一横指宽处，肾反射区前端。

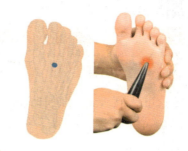

用单食指叩拳法顶压或按摩棒点按30～50次，以局部酸痛为宜。

肾反射区

【功效】补肾强腰，通利二便。

【主治】肾炎、肾结石、腰痛、高血压、耳鸣、眩晕、水肿。

【诊断】按此反射区时，若有胀气感，可能有肾虚、尿频、尿急、排尿不畅等；若皮下有颗粒结节感，可能患肾炎、肾结石、泌尿系统感染等疾病。

【精准定位】位于双足足底部，第二跖骨与第三跖骨体之间，近跖骨底，蜷足时中央凹陷处。

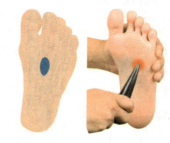

用单食指叩拳法顶压或按摩棒点按30～50次，以局部酸痛为宜。

输尿管反射区

【功效】清利三焦，通便利腑。

【主治】尿道炎、输尿管结石、排尿困难、泌尿系统感染、高血压、动脉硬化。

【诊断】此反射区不作诊断，主要用于治疗。

【精准定位】位于双足足底自肾脏反射区斜向内后方至足舟骨内下方，约1寸长，呈弧形带状区域。

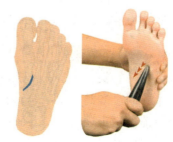

用单食指叩拳法顶压或按摩棒由足趾向足跟斜下方推按10～20次，以局部酸痛为宜。

膀胱反射区

【功效】活血通络，消炎止痛。

【主治】泌尿系统疾病、消化系统疾病及膀胱疾病。

【诊断】按此反射区时，若较敏感，有压痛感，可能有痔、肛裂等疾病，也可能为膀胱异常。

【精准定位】位于双足足掌底面与足掌内侧交界处，足跟前方。

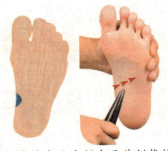

用按摩棒由足内侧向足外侧推按30～50次。

小肠反射区

【功效】清胃泻火，理气止痛。

【主治】急慢性肠炎、消化不良、食欲减退、腹胀、伤寒症、心律失常。

【诊断】按此反射区时，若有胀气感，多考虑消化不良、腹胀等；若有颗粒结节感，多考虑伤寒症；若有块状物，多考虑免疫功能低下、泌尿系统疾病。

【精准定位】位于双足足底中部凹入区域，被升结肠、横结肠、降结肠、乙状结肠及直肠等反射区所包围。

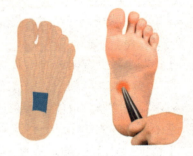

用单食指叩拳法顶压或按摩棒点按30～50次。

盲肠及阑尾反射区

【功效】清热和胃，消炎止痛。

【主治】腹胀、腹泻、阑尾炎。

【诊断】按此反射区时，若肌肉组织较软提示可能经常出现腹胀；若肌肉组织较硬，则提示可能患有慢性阑尾炎。

【精准定位】位于右足足底跟骨前缘靠近外侧，与小肠及升结肠反射区相连接。

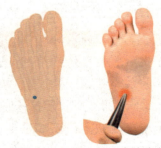

用拇指指腹推压或按摩棒点按30～50次，以局部酸痛为宜。

回盲瓣反射区

【功效】导滞，通便，消食。

【主治】消化不良、反酸、胃痛、腹胀、腹痛、回盲瓣功能失常。

【诊断】按此反射区时，若肌肉组织较软，提示可能患有腹胀、腹痛等；若肌肉组织较硬，则提示可能有下腹疼痛。

【精准定位】位于右足足底跟骨前缘靠近外侧，在盲肠反射区上方。

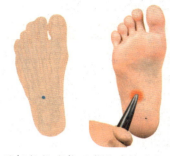

用拇指指腹推压或按摩棒点按30～50次，以局部酸痛为宜。

升结肠反射区

【功效】调肠胃，消积滞。

【主治】腹胀、腹泻、腹痛、便秘、便血、结肠肿瘤、儿童肠道寄生虫症。

【诊断】按此反射区时，若出现较软的小块，多考虑儿童肠道寄生虫症。

【精准定位】位于右足足底，从跟骨前缘沿骰骨外侧至第五跖骨底部，在小肠反射区的外侧，与足外侧平行的带状区域。

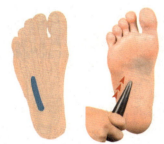

由足跟向足趾方向推按30～50次，以局部酸痛为宜。

横结肠反射区

【功效】导滞，通便，止泻。

【主治】便秘、腹泻、腹痛、结肠炎等。

【诊断】此反射区内不易出现异常。

【精准定位】位于双足底中间第一至第五跖骨底部与第一至第三楔骨（即内、中、外侧楔骨）、骰骨交界处，横越足底的带状区域。

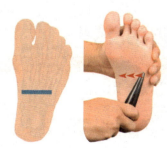

由足外侧向足内侧推按30～50次，以局部酸痛为宜。

31

降结肠反射区

【功效】调肠胃，固肾气。

【主治】腹胀、腹泻、腹痛、慢性痢疾、便秘、结肠炎。

【诊断】按此反射区时，若有颗粒结节感，多提示便秘、肠炎、慢性痢疾；若有块状物，则有习惯性便秘。

【精准定位】位于左足足底中部第五跖骨底沿骰骨外缘至跟骨前缘，与足外侧平行的带状区域。

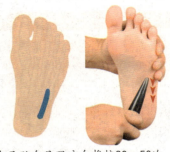

由足趾向足跟方向推按30～50次，以局部酸痛为宜。

乙状结肠及直肠反射区

【功效】理气和胃，通经活络。

【主治】便秘、直肠炎、乙状结肠炎、结肠炎、慢性痢疾。

【诊断】按此反射区时，若有颗粒结节感，提示患有便秘、肠炎、慢性痢疾；若有块状物，则提示患有习惯性便秘。

【精准定位】位于左足足底跟骨前缘，呈一横带状区域。

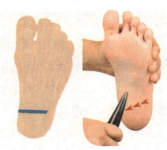

由足外侧向足内侧推按30～50次，以局部酸痛为宜。

肛门反射区

【功效】解痉止痛，调畅通淋。

【主治】便秘、便血、脱肛、痔、肛裂、肛周炎、直肠癌。

【诊断】此反射区不作诊断，主要用于治疗。

【精准定位】位于左足足底跟骨前缘，乙状结肠及直肠反射区的末端。

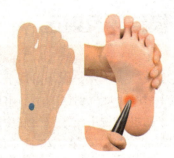

用力向足内侧点按30～50次，以局部酸痛为宜。

心反射区

【主治】胸闷、高血压、低血压、心律不齐、心绞痛、失眠、盗汗。

【诊断】按此反射区时，若有胀气感，可能有心律不齐；若有颗粒结节感，提示心脏出现器质性病变；触摸时若有索样反应，可能有动脉硬化、高血压。

【精准定位】位于左足足底第四跖骨与第五跖骨前段之间，在肺反射区后方。

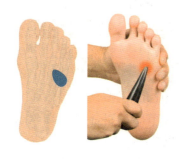

用拇指指腹推压或按摩棒点按30～50次，以局部酸痛为宜。

脾反射区

【功效】助阳健脾，通调肠气。

【主治】消化不良、食欲减退、贫血、免疫力低下。

【诊断】按此反射区时，若感觉有较多颗粒，则提示有严重消化不良、贫血等疾病，也可能是结肠症状。

【精准定位】位于左足足底第四、第五跖骨之间，距心反射区下方约一横指处。

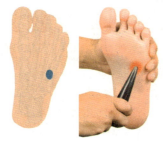

点按30～50次，以局部酸痛为宜。

生殖腺反射区

【功效】清热利湿，益肾固带。

【主治】性功能低下、男性不育症、不孕症、月经不调、痛经、子宫肌瘤、前列腺肥大、骨刺。

【诊断】按此反射区时，可摸到颗粒，大而固定，一般是跟骨骨刺，中老年人易出现，经踩压老化后疼痛感会消失，但是颗粒不会消失；若有块状物，则提示性功能低下。

【精准定位】位于双足足底跟骨中央处。

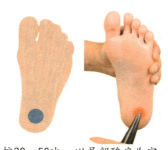

点按30～50次，以局部酸痛为宜。

臀部反射区

【功效】祛风通络，止痛利节。

【主治】臀部疾患、风湿病、腰痛、膝冷、痿痹。

【诊断】按此反射区时，若摸到皮下有颗粒结节感，可能有臀部软组织损伤、腰椎间盘突出等。

【精准定位】位于双足足底跟骨结节外缘区域，连接股部反射区。

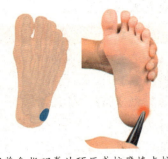

用单食指叩拳法顶压或按摩棒点按30～50次，以局部酸痛为宜。

股部反射区

【功效】舒筋通络，祛风除湿，止痛利节。

【主治】风湿痛、坐骨神经痛、腿脚屈伸不利、腿膝痿痹。

【诊断】按此反射区时，若摸到皮下有颗粒结节感，多提示腿脚屈伸不利。

【精准定位】位于双足足底，后连臀部反射区，上接骰骨与第五跖骨连接处的带状区域。

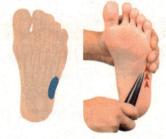

用按摩棒向足趾方向推按30～50次。

上臂反射区

【功效】舒筋通络，祛风除湿，止痛利节。

【主治】手臂酸痛、手臂外伤、手麻、网球肘、颈肩综合征。

【诊断】按此反射区时，若有颗粒结节感，多提示颈肩综合征。

【精准定位】位于双足足底外缘腋窝反射区的下方，第五跖骨外侧的带状区域。

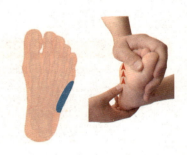

用拇指指腹或单食指叩拳法向足趾方向推按30～50次。

血压点反射区

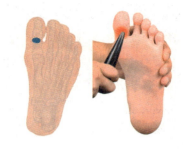

【功效】调节血压，平衡阴阳。

【主治】高血压、低血压。

【诊断】此反射区不作诊断，主要用于治疗。

【精准定位】位于双足颈反射区的中部。

点按30～50次。

食管、气管反射区

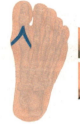
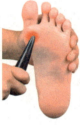

【功效】消肿止痛，宽胸理气，止咳平喘。

【主治】食管疾患、气管疾患、梅核气等。

【诊断】此反射区不作诊断，主要用于治疗。

【精准定位】位于双足足底第一跖趾关节上下方，下接胃反射区。

点按30～50次。

腋窝反射区

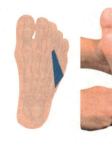

【功效】活血通络，祛风除湿，止痛利节。

【主治】颈椎病、肩周炎、腋部淋巴结肿大、上肢酸麻痛。

【诊断】此反射区不作诊断，主要用于治疗。

【精准定位】位于双足底、足背的肩关节反射区下方，呈香蕉状，从足外缘斜向上行至第四、五跖骨间隙的远端。

由足内侧斜向足外侧方向按揉20～30次。

头及颈淋巴结反射区

【功效】扶正祛邪，增强机体免疫力。

【主治】眼、耳、鼻、舌、口腔、牙齿等疾病，还可治疗颈淋巴结肿大、甲状腺肿大及免疫力低下。

【诊断】此反射区不作诊断，主要用于治疗。

【精准定位】位于双足各足趾间的趾骨跟部，呈"凹"字形，足底、足背均有。

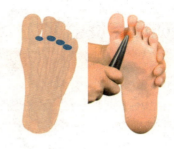

点按20～30次。

口腔、舌反射区

【功效】活血通络，消炎止痛。

【主治】口干、嘴唇干裂、口腔溃疡、味觉异常、牙痛、颊痛等。

【诊断】按此反射区时，若有胀气感，可能患有溃疡、味觉异常；若有颗粒结节感，多患有牙痛、颊痛。

【精准定位】位于双足趾第一节底部内缘，靠在第一关节下方，邻近血压点反射区的内侧。

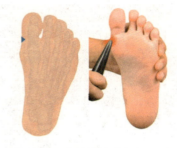

用拇指指腹或按摩棒点按30～50次，以局部酸痛为宜。

失眠点反射区

【功效】安神止痛。

【主治】失眠、多梦、头晕、头痛、神经衰弱、更年期综合征。

【诊断】此反射区一般不作诊断，主要用于治疗。

【精准定位】位于双足足底跟骨中央的前方，生殖腺反射区上方。

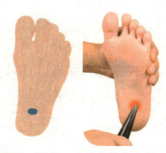

点按30～50次，以局部酸痛为宜。

鼻反射区

【功效】通利鼻窍。

【主治】感冒、鼻塞、流涕、鼻炎、上呼吸道感染。

【诊断】按此反射区时，若有胀气感，多患有感冒、鼻炎等；若有颗粒结节感，多患有慢性鼻炎、萎缩性鼻炎等。

【精准定位】位于双足趾趾腹内侧延伸到趾甲的根部，第一趾间关节前。

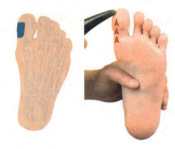

由足跟向足趾方向推按30～50次。

足背反射区

胸部淋巴结反射区

【功效】消炎镇痛。

【主治】咳嗽、感冒、发热、咽喉疾病、囊肿、肌瘤、免疫力低下。

【诊断】按此反射区时，若有胀气感，可能患有咳嗽、感冒、发热、气管炎等；若有条索样物，可能患有咽喉疾患。

【精准定位】位于双足足背第一跖骨及第二跖骨间缝处。

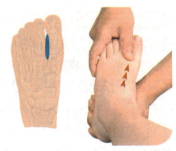

用拇指指腹由足踝向足趾方向推按30～50次，以局部酸痛为宜。

内耳迷路反射区

【功效】清热祛火。

【主治】头晕、耳鸣、耳聋、晕动症、高血压、低血压、平衡障碍。

【诊断】按此反射区应该摸到明显的沟缝，短浅窄为正常；若沟缝饱满膨隆，则多提示晕船、耳鸣、头晕等。

【精准定位】位于双足足背第四跖骨和第五跖骨骨缝的前端，止于第四、第五跖趾关节。

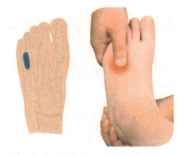

用拇指指腹按揉30～50次，以局部酸痛为宜。

胸（乳房）反射区

【功效】清心泻热，理气活络。

【主治】胸闷、气短、胸痛、乳腺炎、食道疾病、肺部炎症。

【诊断】按此反射区时，在前半部内，若有颗粒结节感，一般提示患有肺部炎症；若有块状物，多提示患有乳腺肿瘤；若皮肤粗糙，则提示患有胸闷、气短。

【精准定位】位于双足足背第二、第三、第四跖骨所形成的带状区域。

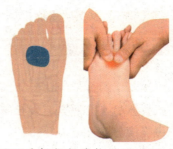

用双手拇指指腹按压30～50次，以局部酸痛为宜。

横膈膜（膈）反射区

【功效】宽胸理气，降逆止呕。

【主治】打嗝、腹胀、腹痛、恶心、呕吐、哮喘、膈肌痉挛、横膈膜疝气。

【诊断】按此反射区时，若触摸到颗粒，多患有打嗝、胸闷、膈肌痉挛等胸肋疾病。

【精准定位】位于双足足背跖骨、楔骨、骰骨关节处，横跨足背形成一带状区域。

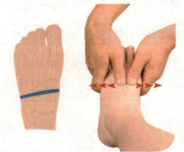

用双手拇指自中央向两侧推5～10次。

扁桃体反射区

【功效】息风宁神，利咽聪耳。

【主治】扁桃体炎、上呼吸道感染。

【诊断】此反射区一般不作诊断，主要用于治疗。

【精准定位】位于双足足背踇趾第二节上，肌腱左右两侧。

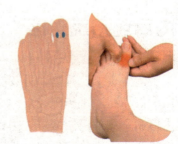

用掐法掐按30～50次，以局部酸痛为宜。

下颌反射区

【功效】消炎镇痛。

【主治】颞颌关节紊乱综合征、牙周炎、牙痛、龋齿、口腔溃疡。

【诊断】按此反射区时，若有胀气感或颗粒结节感，多患有牙痛、牙周炎、舌溃疡、口腔溃疡等口腔疾病。

【精准定位】位于双足足背姆趾趾间关节横纹后方的一条横带状区域。

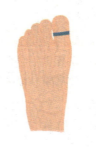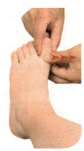

由足外侧向足内侧推按30～50次，以局部酸痛为宜。

上颌反射区

【功效】利咽消肿。

【主治】颞颌关节紊乱综合征、牙周炎、龋齿、牙痛、口腔溃疡。

【诊断】按此反射区时，若有胀气感或颗粒结节感，多患有牙痛、牙周炎、舌溃疡、口腔溃疡等口腔疾病。

【精准定位】位于双足足背姆趾趾间关节横纹上方的一条横带状区域。

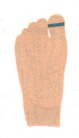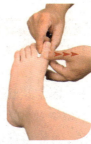

由足外侧向足内侧推按30～50次，以局部酸痛为宜。

喉、支气管反射区

【功效】宽胸理气，止咳平喘。

【主治】气管炎、咽喉炎、咳嗽、气喘、感冒等。

【诊断】此反射区一般不作诊断，主要用于治疗。

【精准定位】位于双足足背第一、二跖趾关节处的凹陷中。

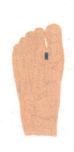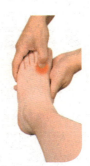

点按30～50次，以局部酸痛为宜。

腹股沟反射区

【主治】腹股沟部疾病、疝气、淋巴结炎、生殖系统疾病、性功能低下、精索静脉曲张等。

【诊断】此反射区非常敏感，疼痛不能作为诊断依据。若触摸到颗粒，提示可能患有下肢感染。

【精准定位】位于双足内踝尖上方二横指胫骨内侧凹陷中。

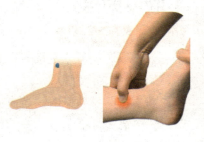

用拇指指端点揉30～50次，以局部酸痛为宜。

肩胛部反射区

【功效】舒筋活络，祛风止痛。

【主治】肩周炎、手臂酸痛、肩部损伤、腰肌劳损。

【诊断】此反射区的皮肤松软，皮下血管多，不易触及气感。按此反射区时若有颗粒结节感，可能患有背痛、肩痛、腰肌劳损等。

【精准定位】位于双足足背沿第四跖骨与第五跖骨的近端1/2位置，并延伸到骰骨的一带状区域。

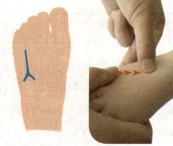

由足趾向足踝方向推按20～30次，以局部酸痛为宜。

肋骨反射区

【功效】宽胸理气。

【主治】肋间神经痛、胸膜炎、胸闷、胸痛。

【诊断】按此反射区时，若有颗粒结节感，一般提示胸肋疾病，如胸闷、胸膜炎、肋间神经痛等。

【精准定位】内侧肋骨反射区位于足背第一楔骨与舟骨间凹陷区域。外侧肋骨反射区位于骰骨、舟骨和距骨间凹陷区域。

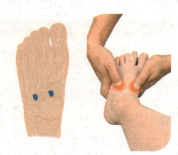

用双手拇指点按20～30次，以局部酸痛为宜。

闪腰点反射区

【功效】理气止痛，舒筋活络。

【主治】腰肌劳损、腰部损伤及腰痛。

【诊断】此反射区一般不作诊断，主要用于治疗。

【精准定位】位于双足足背第二跖骨与第二楔骨关节的两侧凹陷中，在肋骨反射区后方。

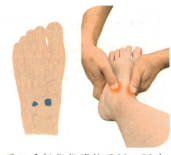

用双手拇指指腹按压30～50次，以局部酸痛为宜。

牙齿反射区

【功效】生津敛液，固齿，消肿止痛。

【主治】牙痛、牙周病、牙周脓肿等。

【诊断】此反射区一般不作诊断，主要用于治疗。

【精准定位】位于双足各趾的两侧。

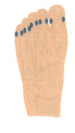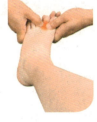

按揉30～50次。

声带反射区

【功效】散风息风，利咽舒舌，消肿止痛。

【主治】声带息肉、失声、声音嘶哑、气管炎等。

【诊断】此反射区一般不作诊断，主要用于治疗。

【精准定位】位于双足背第一跖骨与第二跖骨间缝，第一跖骨近端处。

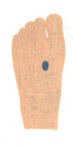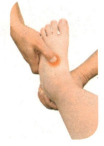

按揉30～50次。

上身淋巴结反射区

【功效】抗炎消肿。

【主治】发热、炎症、囊肿、水肿。

【诊断】此反射区一般不作诊断，主要用于治疗。

【精准定位】位于双足足背外侧踝骨前，由距骨、骰骨构成的凹陷处。

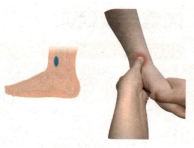

用拇指指腹按压30～50次，以局部酸痛为宜。

下身淋巴结反射区

【功效】消炎镇痛。

【主治】发热、各种炎症、囊肿。

【诊断】此反射区一般不作诊断，主要用于治疗。

【精准定位】位于双足足背内侧踝骨前，由距骨、舟骨构成的凹陷处。

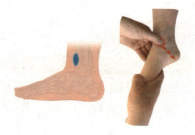

用拇指指腹向足跟方向推压30～50次，以局部酸痛为宜。

足内侧反射区

股关节（内髋）反射区

【功效】活血，通络，止痛。

【主治】髋关节疼痛、股关节疼痛、坐骨神经痛、肩关节疼痛、腰背痛等。

【诊断】此反射区一般不作诊断，主要用于治疗。

【精准定位】位于双足内踝下之弧形区域。

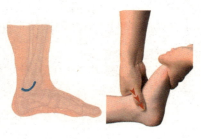

沿内踝关节下缘向后推压20～30次。

盆腔淋巴结反射区

【功效】扶正祛邪，增强机体免疫力。

【主治】各种炎症、发热、下肢浮肿、踝部肿胀、囊肿、肌瘤、免疫力低下、癌症等。

【诊断】此反射区一般不作诊断，主要用于治疗。

【精准定位】位于双足内侧踝关节前，由距骨、舟间骨构成的凹陷部位。

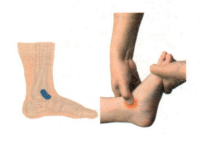

按压20～30次。

前列腺或子宫反射区

【功效】益气固肾，调经止带。

【主治】前列腺炎、前列腺肥大、前列腺癌、尿频、子宫肌瘤、痛经、子宫下垂等。

【诊断】按此反射区时，若有胀气感，一般提示患有前列腺炎、子宫肌瘤、子宫内膜炎。

【精准定位】位于足跟骨内侧内踝后下方的类似三角形区域。

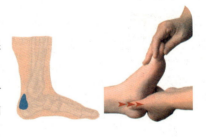

由上向下推按30～50次。

尿道、阴道反射区

【功效】益气固肾，消炎利尿。

【主治】白带异常、尿道炎、阴道炎、盆腔炎、尿路感染。

【诊断】若在尿道、尾骨、骶椎、子宫、前列腺和膀胱等反射区的交汇处有明显凸起，提示男性可能肾虚，女性可能有盆腔炎。

【精准定位】位于双足足跟内侧，自膀胱反射区向上斜穿子宫反射区的一条带状反射区。

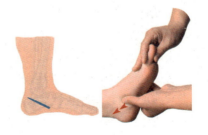

由下向上推按30～50次。

颈椎反射区

【功效】理气活血。

【主治】颈椎病、颈项僵硬、头晕、头痛、落枕。

【诊断】此反射区一般不作诊断用，主要用于治疗。

【精准定位】位于双足弓内侧，第二趾骨远端内侧1/2处。

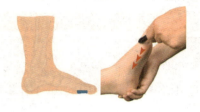

向足跟方向推按30～50次。

胸椎反射区

【功效】理气散结。

【主治】胸闷、胸痛、胸椎间盘突出、背痛及各种背部疾病。

【诊断】此反射区一般不作诊断用，主要用于治疗。

【精准定位】位于双足足弓内侧缘，第一跖骨头下方到第一楔骨前。

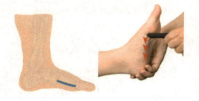

向足跟方向推按30～50次。

腰椎反射区

【功效】强筋健骨，益肾助阳。

【主治】腰背酸痛、腰脊强痛、腰肌劳损、腰椎间盘突出、腰椎骨质增生。

【诊断】按此反射区时，若有胀气感，可能患有腰受风、腰酸背痛；若有颗粒结节感，可能患有腰肌劳损、腰椎间盘突出。

【精准定位】位于双足足弓内侧缘，第一楔骨至舟骨，前接胸椎反射区，后连骶骨反射区。

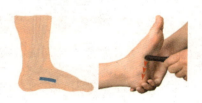

向足跟方向推按30～50次。

骶骨反射区

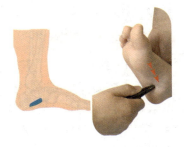

【功效】活血，通络，止痛。

【主治】骶骨骨质增生、骶椎受伤、坐骨神经痛、失眠、骶尾部软组织损伤、颈椎病。

【诊断】按压骶骨反射区无明显沉积物，一般表现为刺痛、胀痛。

【精准定位】位于双足足弓内侧缘，起于舟状骨后方，经距骨下方到跟骨前缘。

用刮压法沿足弓内侧缘从足趾向足跟方向推按30～50次，以局部酸痛为宜。

内尾骨反射区

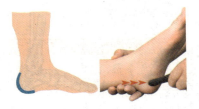

【功效】祛风舒筋。

【主治】坐骨神经痛、尾骨受伤后遗症、生殖系统疾患、痔。

【诊断】按此反射区时，在拐弯处有颗粒结节感，属于正常状况；在其他部位若有颗粒结节感，则多患有尾骨损伤、骨折或挫伤。

【精准定位】位于双足跟内侧，沿跟骨结节向后内侧呈"L"形区域。

用拇指指腹或按摩棒推按30～50次，以局部酸痛为宜。

子宫颈反射区

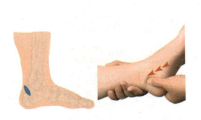

【功效】益肾兴阳，调经止带。

【主治】子宫颈炎、宫颈糜烂、子宫脱垂、白带过多等。

【诊断】按此反射区时，若有胀气感，多提示痛经、肾虚等；若有颗粒结节感，多提示子宫颈炎。

【精准定位】位于双足足跟内侧踝骨后方，为尿道、阴道、阴茎反射区的延伸部位。

按揉30～50次，以局部酸痛为宜。

直肠反射区

【功效】通调肠气。

【主治】便秘、脱肛、痔、肠炎、直肠癌。

【诊断】按此反射区时，若有颗粒结节感，提示有便秘、肠炎、慢性痢疾；若有块状物，则提示患有习惯性便秘。

【精准定位】位于双足胫骨内侧后方，趾长屈肌腱间，从踝骨后方向上延伸四横指的一带状区域。

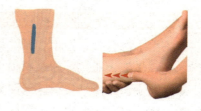

向上推按20～30次。

足外侧反射区

膝关节反射区

【功效】清利湿热，通调下焦。

【主治】膝关节炎、韧带损伤、半月板损伤、脂肪垫损伤、下肢屈伸不利。

【诊断】按此反射区时，只有在靠近跟骨处才会出现颗粒结节感，多提示膝关节炎、韧带损伤、脂肪垫损伤、下肢屈伸不利。

【精准定位】位于双足外侧骰骨与跟骨前缘所形成的凹陷处。

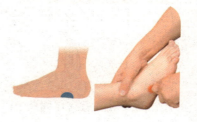

用单食指叩拳法顶压30～50次，以局部酸痛为宜。

睾丸、卵巢反射区

【功效】祛风舒筋。

【主治】性功能低下、不孕不育、睾丸疼痛、睾丸炎、月经不调、经闭。

【诊断】按此反射区时，若有胀气感，一般提示患有性功能低下、睾丸疼痛、睾丸炎等。

【精准定位】位于跟骨外侧踝骨后下方的直角三角形区域。

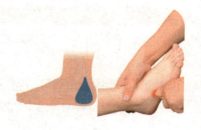

用拇指指腹揉按30～50次，以局部酸痛为宜。

髋关节反射区

【功效】通经止痛。

【主治】髋关节疼痛、坐骨神经痛、腰背痛。

【诊断】按此反射区时，若有颗粒结节感，多患有坐骨神经痛、股骨头坏死、髋关节炎症、腰背痛。

【精准定位】位于双足内踝下缘及外踝下缘，呈弧形区域。

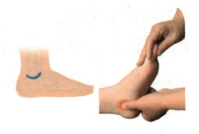

用拇指指腹沿内、外踝下缘向后推按30～50次，以局部酸痛为宜。

腹部淋巴结反射区

【功效】扶正祛邪，增强机体免疫力。

【主治】各种炎症、发热、肌瘤、免疫力低下、癌症等。

【诊断】此反射区一般不作诊断用，主要用于治疗。

【精准定位】位于双足外侧踝关节前，由距骨、舟骨构成的凹陷部位。

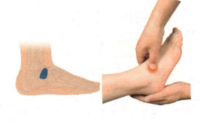

按压30～50次，以局部酸痛为宜。

外尾骨反射区

【功效】祛风舒筋。

【主治】坐骨神经痛、尾骨受伤后遗症、痔。

【诊断】按此反射区时，在拐弯处有颗粒结节感，属于正常状况；其他部位若有颗粒结节感，则多患有尾骨损伤、骨折或挫伤。

【精准定位】位于双足外侧，沿跟骨结节向后方外侧的一带状区域。

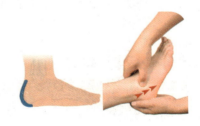

用拇指指腹向下推按30～50次，以局部酸痛为宜。

肘关节反射区

【功效】息风解痉，活络通窍。

【主治】网球肘、肘关节酸痛、肱骨内上髁炎、手臂麻木。

【诊断】按此反射区时，若有颗粒结节感，多患有肘关节损伤、网球肘等。

【精准定位】位于双足外侧第五跖骨粗隆凸起的前后两侧。

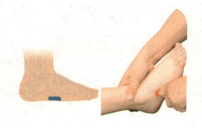

用单食指叩拳法点按30～50次，以局部酸痛为宜。

下腹部反射区

【功效】调经止痛。

【主治】月经不调、痛经、盆腔炎、性冷淡、腹胀、肛门、直肠患疾。

【诊断】按此反射区时，若摸到大而软的块状物，多提示女性痛经、月经不调等，男性肛门、直肠疾病。

【精准定位】位于双小腿腓骨外侧后方，自足踝骨后方向上延伸四横指的带状区域。

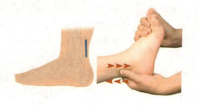

向上推按为补，向下推按为泻，20～30次。

肩关节反射区

【功效】舒筋活络，祛风止痛。

【主治】肩颈综合征、肩周炎、手臂酸痛、手麻、肩部损伤。

【诊断】按此反射区时，若有颗粒结节感，多患有肩周炎、手臂酸痛、肩部损伤等。

【精准定位】位于双足足底外侧，小趾骨与跖骨关节处，以及足背小趾骨外缘与凸起，趾骨与跖骨关节处。

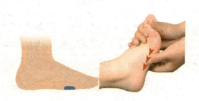

用拇指指腹由足趾向足跟方向推按30～50次。

坐骨神经反射区

【功效】理气止痛，舒筋活络。

【主治】坐骨神经痛、脚抽筋、脚麻、糖尿病、膝关节和小腿疼痛。

【诊断】按此反射区时，若有块状物或颗粒出现在下1/2处，多提示患有脚抽筋、腿脚麻木；若出现在上1/2处，则提示肝、胆、胃、胰出现异常。

【精准定位】内侧位于双侧内踝关节后上方起，沿胫骨后缘上行至胫骨内侧下；外侧位于双侧外踝前缘沿腓骨前侧上至腓骨小头处。

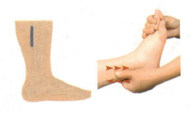

用拇指指腹向下、向上推按20～30次。

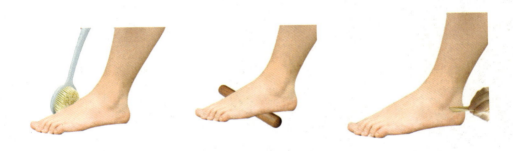

单纯使用手指按摩，手指很快就会疲劳、酸软，不仅达不到按摩力度，还影响按摩疗效，使用浴刷、木棍、牙签等工具刺激反射区或穴位，能起到事半功倍的效果。

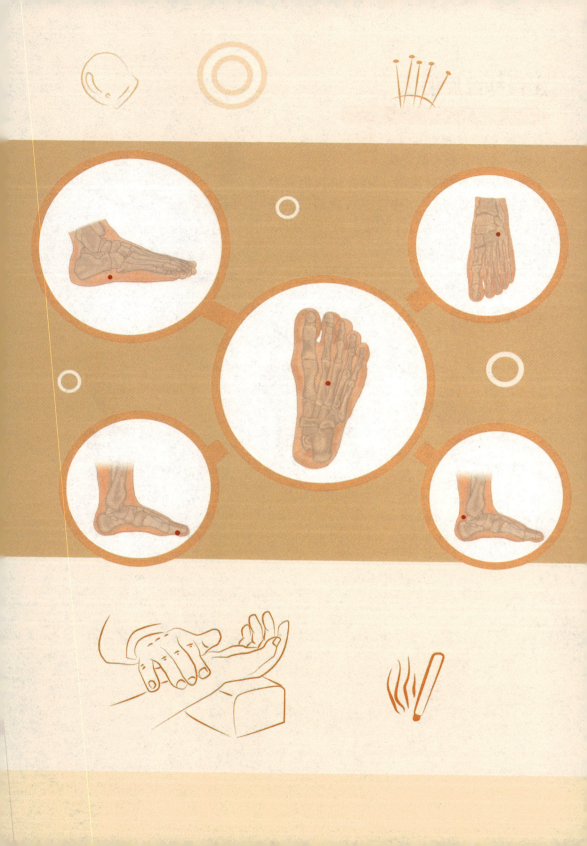

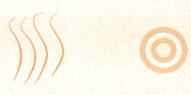

第三章

图解 33 个常用足部穴位

足趾穴位

厉兑穴

【功效】通络安神，健胃消食。

【主治】鼻出血、牙痛、咽喉肿痛、腹胀、热病、多梦、癫狂等。

【精准定位】位于足第二趾末节外侧，距趾甲角0.1寸（指寸）。

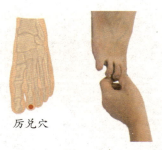

厉兑穴

用手指关节掐按厉兑穴2～3分钟，以潮红发热为度。

足窍阴穴

【功效】疏肝解郁，通经活络。

【主治】偏头痛、目眩、目赤肿痛、咽喉肿痛、耳聋、耳鸣、失眠、多梦、月经不调等。

【精准定位】位于足第四趾末节外侧，距趾甲角0.1寸（指寸）。

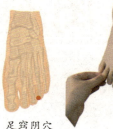

足窍阴穴

用手指指尖垂直掐按足窍阴穴3～5分钟。

至阴穴

【功效】正胎催产，通窍止痛。

【主治】胎位不正、滞产、头痛、目痛、鼻塞、鼻出血等。

【精准定位】位于足小趾末节外侧，距趾甲角0.1寸（指寸）。

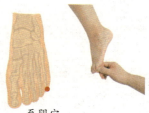

至阴穴

用拇指指腹按揉至阴穴100～200次，力度适中，以有酸胀感为宜。

隐白穴

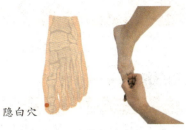

【功效】健脾宁神，调经统血。

【主治】月经不调、崩漏、便血、尿血、吐血、腹胀、腹满等。

【精准定位】位于足大趾末节内侧，距趾甲角0.1寸（指寸）。

隐白穴

用拇指指尖用力掐按隐白穴100～200次，以局部温热为宜。

大敦穴

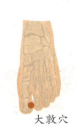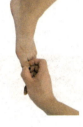

【功效】疏调肝肾，息风宁神。

【主治】疝气、腹痛、月经不调、遗尿、崩漏、阴挺、各种男性疾病及癫痫等。

【精准定位】位于足大趾末节外侧，距趾甲角0.1寸（指寸）。

大敦穴

用拇指指尖掐按大敦穴3～5分钟，以有酸胀感为宜。

独阴穴

独阴穴

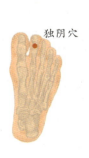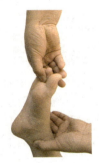

【功效】降逆和胃，理气止痛。

【主治】心绞痛、胃痛、疝气等。

【精准定位】位于足第二趾的跖侧远侧趾间关节中点。

用拇指指尖掐按独阴穴1～2分钟，每日按摩，可治疗疝气、胃痛、月经不调等疾病。

足底穴位

涌泉穴

【功效】平肝息风，滋阴益肾。

【主治】头痛、头晕、咽喉痛、小便不利、大便难、足心热、休克等。

【精准定位】位于足底部，蜷足时足前部凹陷处，足底二、三趾趾缝纹头端与足跟连线1/3与后2/3交点上。

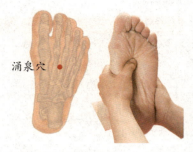

涌泉穴

用拇指从足跟向足尖方向推搓涌泉穴处，前后反复推搓3分钟。

足背穴位

太冲穴

【功效】镇静安神，清利头目，清肝泻火。

【主治】头痛、眩晕、月经不调、小儿惊风、黄疸、目赤肿痛、膝股内侧痛、足跗肿痛等病症。

【精准定位】位于足背侧，第一、第二跖骨结合部之间凹陷中。

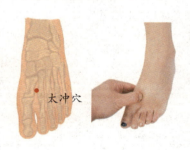

太冲穴

用指尖垂直掐按太冲穴1～3分钟，以有酸、胀、痛感为宜。

行间穴

【功效】调理肝肾，清热息风，凉血安神。

【主治】目赤肿痛、失眠、神经衰弱、月经不调、痛经、小便不利、尿痛、腹胀等。

【精准定位】位于足背，第一、二趾之间，趾蹼缘后方赤白肉际处。

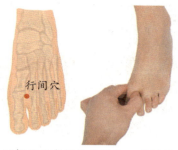

用拇指指尖掐按行间穴，有刺痛感，左右各掐按1～3分钟。

解溪穴

【功效】舒筋活络，清胃化痰，镇静安神。

【主治】癫痫、精神病、头痛、腓神经麻痹、运动系统疾病、踝关节周围组织扭伤、胃炎、肠炎等。

【精准定位】位于足背与小腿交界处的横纹中央凹陷中，拇长伸肌腱与趾长伸肌腱之间。

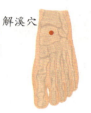
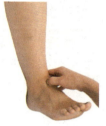

用拇指指腹推按解溪穴2～3分钟，力度适中。

冲阳穴

【功效】和胃化痰，通络宁神。

【主治】口眼㖞斜、面肿、齿痛、癫狂、癫痫、胃病、足痿无力。

【精准定位】位于足背最高处，拇长伸肌腱和趾长伸肌腱之间，足背动脉搏动处。

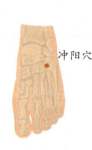
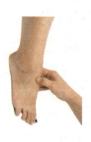

用拇指指腹向下按压冲阳穴，每次1～3分钟。

陷谷穴

【功效】理气和胃，止痛利水。

【主治】面目浮肿、水肿、肠鸣腹痛、足背肿痛。

【精准定位】位于足背，第二、第三跖骨间，第二跖趾关节近端凹陷处。

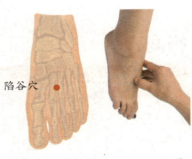

陷谷穴

用拇指指腹按揉陷谷穴2～3分钟，力度适中。

内庭穴

【功效】清胃热，化积滞。

【主治】鼻出血、口臭、胃热上冲、腹胀、肠疝痛、便秘、足背肿痛、发热、小便出血、耳鸣等。

【精准定位】位于足背，第二、三趾间，趾蹼缘后方赤白肉际处。

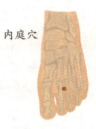

内庭穴

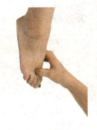

用拇指指尖点按内庭穴2～3分钟，力度适中。

中封穴

【功效】清泄肝胆，通利下焦，舒筋通络。

【主治】阴茎痛、遗精、小便不利、疝气、黄疸、胸腹胀满、腰痛、足冷、内踝肿痛等。

【精准定位】位于足背侧，足内踝前，商丘与解溪连线之间，胫骨前肌腱的内侧凹陷处。

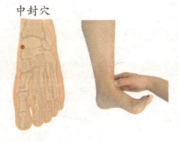

中封穴

用拇指指尖用力掐按中封穴3～5分钟，以局部有酸胀感为宜。

足临泣穴

【功效】疏肝解郁，息风泻火。

【主治】头痛、心悸、目眩、目赤肿痛、目外眦痛、疟疾、中风偏瘫等。

【精准定位】位于足背外侧，当足四趾关节的后方，小趾伸肌腱的外侧凹陷处。

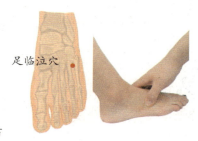

用拇指指尖点按足临泣穴2～3分钟，力度轻柔。

地五会穴

【功效】疏肝消肿，通经活络。

【主治】头痛、目赤、耳鸣、耳聋、乳腺炎等。

【精准定位】位于足背外侧，足四趾本节（第四跖趾关节）的后方，第四、第五跖骨之间，小趾伸肌腱的内侧缘。

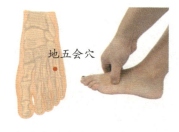

用拇指指尖掐按地五会穴2～3分钟，以局部温热为宜。

侠溪穴

【功效】祛风止痛，活络聪耳。

【主治】头痛、眩晕、惊悸、耳鸣、耳聋、目赤肿痛、脑卒中、高血压等。

【精准定位】位于足背外侧，第四、五趾之间，趾蹼缘后方赤白肉际处。

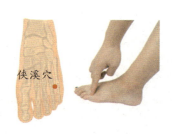

用拇指或食指指尖按揉侠溪穴5～6分钟，力度适中，做环状运动。

足内侧穴位

大都穴

【功效】泻热止痛，健脾和中。

【主治】腹胀、胃痛、呕吐、腹泻、便秘、急慢性肠炎、足趾痛等。

【精准定位】位于足内侧缘，足大趾本节（第一跖趾关节）前下方赤白肉际凹陷处。

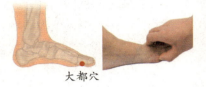

大都穴

用拇指掐揉大都穴100～200次。

太白穴

【功效】健脾化湿，理气和胃。

【主治】腹痛、腹胀、腹泻、胃痛、便秘。

【精准定位】位于足内侧缘，足大趾本节（第一跖趾关节）后下方赤白肉际凹陷处。

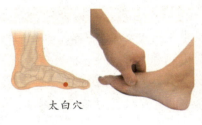

太白穴

用拇指掐揉太白穴50～100次。

公孙穴

【功效】健脾化湿，和胃理中。

【主治】胃痛、呕吐、饮食不化、肠鸣、腹胀、腹痛、腹泻、水肿、烦心、失眠等。

【精准定位】位于足内侧缘，第一跖骨基底的前下方。

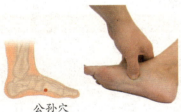

公孙穴

用拇指指尖垂直按揉公孙穴，以有酸、麻、痛感为佳，按揉1～3分钟。

商丘穴

【功效】健脾化湿，肃降肺气。

【主治】腹胀、肠鸣、腹泻、便秘、饮食不化、咳嗽、黄疸、足踝痛等。

【精准定位】位于足内踝前下方凹陷中，舟骨结节与内踝尖连线的中点处。

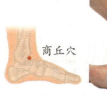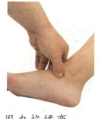

商丘穴

用拇指指尖用力掐揉商丘穴100～200次，力度适中。

然谷穴

【功效】益气固肾，清热利湿。

【主治】月经不调、阴挺、阴痒、遗精、阳痿、小便不利、胸胁胀痛、心肌炎、足跗肿痛等。

【精准定位】位于足内侧，足舟骨粗隆下方赤白肉际处。

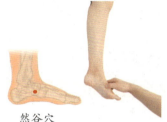

然谷穴

用拇指用力按揉然谷穴2～3分钟，以有酸胀感为宜。

太溪穴

【功效】壮阳强腰，滋阴益肾。

【主治】头痛目眩、咽喉肿痛、牙痛、耳鸣、咳嗽、气喘、胸痛、月经不调、遗精、阳痿、内踝肿痛等。

【精准定位】位于足内侧，内踝后方，内踝尖与跟腱之间的凹陷处。

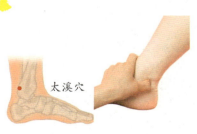

太溪穴

用拇指或中指按揉太溪穴50～100次。

大钟穴

【功效】益肾平喘，调理二便。

【主治】神经衰弱、癔症、尿潴留、淋证、哮喘、咽痛、口腔炎、便秘等。

【精准定位】位于足内侧，内踝后下方，跟腱附着部的内侧前方凹陷处。

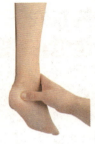

大钟穴

用拇指指腹按揉大钟穴1～3分钟，有酸胀感为宜。

水泉穴

【功效】清热益肾，通经活络。

【主治】月经不调、痛经、经闭、崩漏、小便不利、腹痛、胸下闷痛等。

【精准定位】位于足内侧，内踝后下方，太溪直下1寸，跟骨结节的内侧凹陷处。

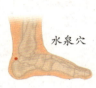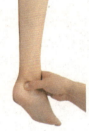

水泉穴

用拇指指腹用力按揉水泉穴1～3分钟，有酸胀感即可。

足外侧穴位

昆仑穴

【功效】安神清热，舒筋活络。

【主治】坐骨神经痛、踝关节扭伤、下肢瘫痪、膝关节炎等。

【精准定位】位于足部外踝后方，外踝尖与跟腱之间的凹陷处。

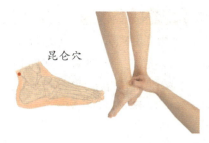

昆仑穴

用拇指按揉昆仑穴200次。

仆参穴

【功效】濡养筋脉。

【主治】下肢痿痹、足跟痛、癫痫等。

【精准定位】位于足部外侧，外踝后下方，昆仑直下，跟骨外侧赤白肉际处。

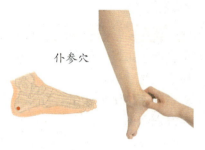

仆参穴

用拇指指腹略微用力揉压仆参穴2~3分钟，以有酸胀感为宜。

申脉穴

【功效】清热安神，利腰膝。

【主治】头痛、眩晕、目赤肿痛、失眠、下肢麻木、转侧不利、瘫痪等。

【精准定位】位于足外侧部，外踝直下方凹陷中。

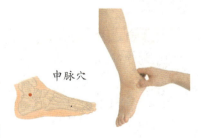

申脉穴

用拇指按揉申脉穴100~200次，力度适中。

金门穴

【功效】舒筋活络，宁神息风。

【主治】癫痫、小儿惊风、头痛、腰痛、下肢痿痹、外踝痛、踝扭伤等。

【精准定位】位于足背外侧，外踝前缘直下，骰骨下缘凹陷处。

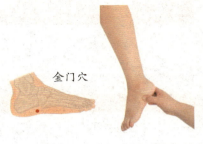

将拇指置于金门穴上，掐揉3～5分钟，以局部有酸胀感为宜。

京骨穴

【功效】舒筋活络，散风清热，宁神清脑。

【主治】头痛、脑膜炎、项强、目翳、腰腿痛、疟疾、癫痫等。

【精准定位】位于足背外侧，第五跖骨粗隆下方赤白肉际处。

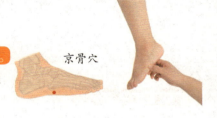

将拇指指尖掐揉京骨穴200次，以有酸胀感为宜。

束骨穴

【功效】散风清热，清利头目。

【主治】结膜炎、头痛、目眩、项强、腰腿痛、耳聋等。

【精准定位】位于足外侧，第五跖趾关节后方下缘赤白肉际处。

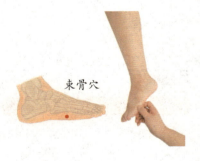

用拇指掐揉束骨穴200次，以有酸胀感为宜。

足通谷穴

【功效】舒筋活络，散风清热。

【主治】头痛、项强、目眩、鼻出血、癫狂等。

【精准定位】位于足外侧，第五跖趾关节的前缘赤白肉际处。

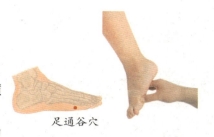
足通谷穴

用拇指指腹按揉足通谷穴100~200次，做环状运动。

丘墟穴

【功效】疏肝利胆，消肿止痛，通经活络。

【主治】头痛、疟疾、疝气、目赤肿痛、胆囊炎、中风偏瘫、下肢痿痹等。

【精准定位】位于足外踝的前下方，趾长伸肌腱的外侧凹陷处。

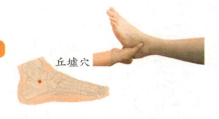
丘墟穴

将拇指指尖置于丘墟穴上，有规律地用力按揉3~5分钟。

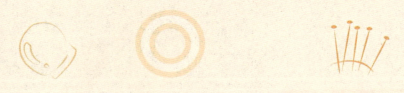
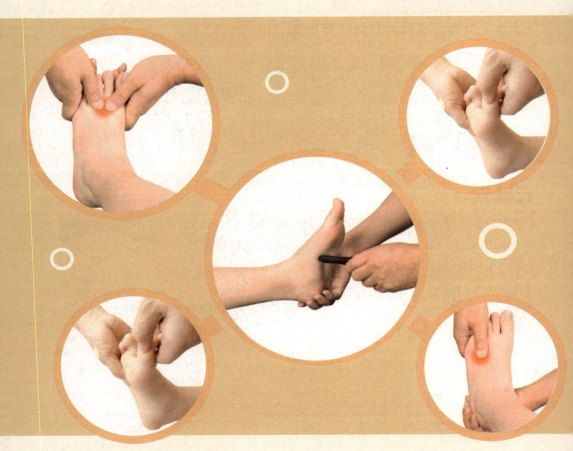
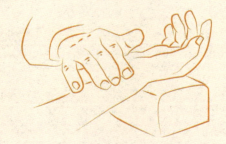

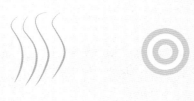

第四章

足疗改善亚健康状态

风　寒　暑　湿

改善神经衰弱

神经衰弱是指由于大脑神经活动长期处于紧张状态，导致大脑兴奋与抑制功能失调而产生的一组以精神易兴奋，大脑易疲劳，情绪不稳定等症状为特点的神经功能性障碍。中医认为，本病多由情志损伤，精神过度紧张，或大病、久病之后，脏腑功能失调所致。所以平时应注意自我调节，做到劳逸结合，松弛有度。

足浴方

取夜交藤 60 克，炒酸枣仁、合欢皮、柏子仁、丹参各 15 克，一同放入锅中，加适量清水，浸泡 20 分钟，煎煮 10 ~ 20 分钟，去渣取汁，和 2000 毫升热水同入浴盆中，先熏洗，待温度适宜时浸泡双足 30 分钟，每日 1 ~ 2 次。

疏肝解郁，养心安神，可缓解神经衰弱症状。

药材功效逐个说

夜交藤
养血安神

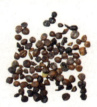

炒酸枣仁
养心补肝

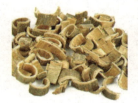

合欢皮
解郁安神

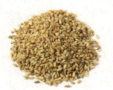

柏子仁
养心安神

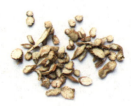

丹参
清心除烦

按摩方

按摩肾反射区。用单食指叩拳法顶压或按摩棒点按30~50次，以局部酸痛为宜。

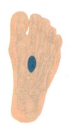

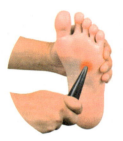

按摩额窦反射区。用掐法掐按30~50次，以局部酸痛为宜。

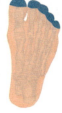

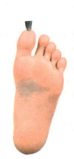

按摩脑垂体反射区。用拇指指尖或按摩棒垂直点压20~30次，以局部酸痛为宜。

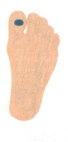

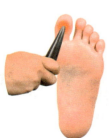

按摩大脑（头）反射区。用掐法掐按大脑反射区2~5分钟，以局部酸痛为宜。

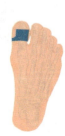

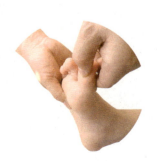

改善手脚冰凉

中医认为，手脚冰凉是一种"闭证"，所谓"闭"即是不通，受到天气转凉或身体受凉等因素的影响，致使经络受寒，导致阳气不足，肢体冷凉，手脚发红或发白，甚至出现疼痛。要改善手脚冰凉，平时应多吃性质温热、具有温暖脾阳作用的食物。此外，配合足疗有助于促进末梢血液循环，最大限度地减轻症状。

足浴方

当归 12 克，桂枝、白芍各 9 克，炙甘草、木通各 6 克，细辛 3 克，大枣 10 枚，一同放入锅中，加适量清水，浸泡 20 分钟，煎煮 10 ~ 20 分钟，去渣取汁，和 2000 毫升热水同入浴盆中，先熏洗，待温度适宜时浸泡双足 30 分钟，10 日为 1 个疗程。

> 活血养血，温经通脉，用于血虚寒凝而见手脚冰凉者。

药材功效逐个说

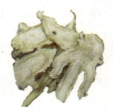

当归
补血活血

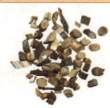

桂枝
温通经脉

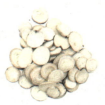

白芍
养血调经

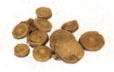

炙甘草
益气复脉

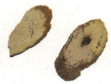

木通
利窍通经

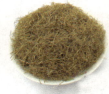

细辛
通经散寒

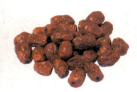

大枣
补血益气

按摩方

1 按摩肾上腺反射区。用单食指叩拳法顶压或按摩棒点按30~50次，以局部酸痛为宜。

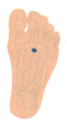

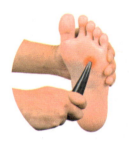

2 按摩肾反射区。用单食指叩拳法顶压或按摩棒点按30~50次，以局部酸痛为宜。

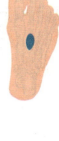

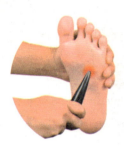

3 按摩胃反射区。由足内侧向足外侧方向推按30~50次，以局部酸痛为宜。

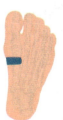

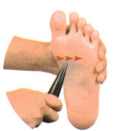

4 按摩胰腺反射区。用单手食指叩拳法顶压30~50次，以局部酸痛为宜。

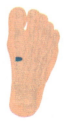

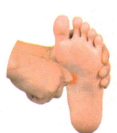

改善胸闷

胸闷可轻可重，是一种自觉胸部闷胀及呼吸不畅的主观感觉。轻者可能是神经性的，即心脏、肺的功能失调，无明显的器质性病变。严重者与心、肺二脏的疾患有关，可由冠心病、心肌缺血或慢性支气管炎、肺气肿、肺心病等导致。

足浴方

取白萝卜200克，橘皮、紫苏叶各100克，一同放入锅中，加适量清水，浸泡20分钟，煎煮10～20分钟，去渣取汁，和2000毫升热水同入浴盆中，先熏洗，待温度适宜时浸泡双足30分钟。

> 理气，通络，化痰，可缓解胸闷症状。

药材功效逐个说

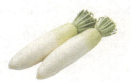

白萝卜
理气化痰

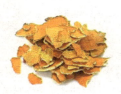

橘皮
理气宽中

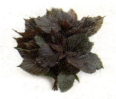

紫苏叶
行气和胃

按摩方

 按摩心反射区。用拇指指腹推压或按摩棒点按30～50次，以局部酸痛为宜。

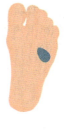
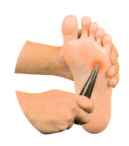

 按摩生殖腺反射区。点按30～50次，以局部酸痛为宜。

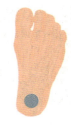
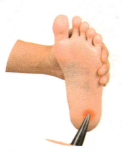

 按摩胸椎反射区。向足跟方向推按30～50次。

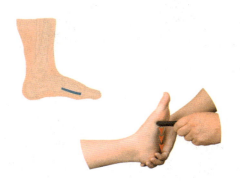

 按摩胸（乳房）反射区。用拇指指腹按压30～50次，以局部酸痛为宜。

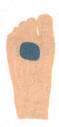
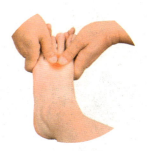

改善慢性疲劳综合征

随着现代社会生活节奏的加快，人们长期过度劳累，生活节律失常，从而易患慢性疲劳综合征。其主要特点是原因不明的疲劳感觉或身体不适。足疗能够清利头目、舒筋活络、醒神明目，有助于缓解疲劳。

足浴方

白芍、黄芪各 60 克，蒲公英、当归、丹参各 30 克，桂枝、鸡血藤各 20 克，甘草 10 克，一同放入锅中，加适量清水，浸泡 20 分钟，煎煮 10 ~ 20 分钟，去渣取汁，和 2000 毫升热水同入浴盆中，先熏洗，待温度适宜时浸泡双足 30 分钟。

> 益气健脾，养血疏肝，用于气血两虚型慢性疲劳综合征。

药材功效逐个说

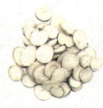

白芍
养血调经

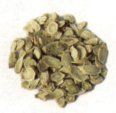

黄芪
补气升阳

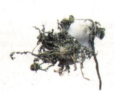

蒲公英
清肝明目

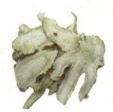

当归
补血活血

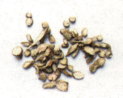

丹参
活血祛瘀

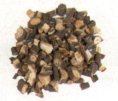

桂枝
助阳化气

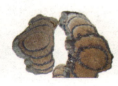

鸡血藤
疏肝止痛

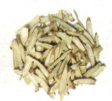

甘草
补脾益气

按摩方

1 按摩肾反射区。用单食指叩拳法顶压或按摩棒点按30～50次，以局部酸痛为宜。

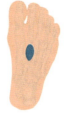
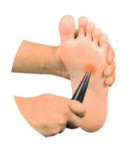

2 按摩大脑（头）反射区。用掐法掐按大脑反射区2～5分钟，以局部酸痛为宜。

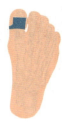
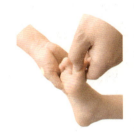

3 按摩颈项反射区。用按摩棒沿足趾根部，向内侧推按30～50次。

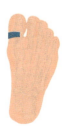
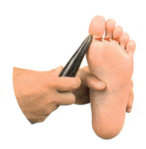

4 按摩腹腔神经丛反射区。用拇指指腹或按摩棒点按10～20次，以局部酸痛为宜。

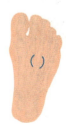
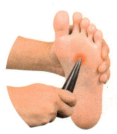

改善视疲劳

视疲劳是一种眼科常见病，它所引起的眼干、眼涩、眼酸胀、视物模糊甚至视力下降直接影响着人的工作与生活。足疗可疏通经络、调和气血，增强眼部周围的血液循环，改善眼部神经的营养，缓解眼肌疲劳。

足浴方

取桂枝、当归、红花、党参、杜仲、益母草、熟附子、牡丹皮各30克，一同放入锅中，加适量清水，浸泡20分钟，煎煮10～20分钟，去渣取汁，和2000毫升热水同入浴盆中，先熏洗，待温度适宜时浸泡双足30分钟。

> 通经活络，调和气血，清肝明目，可有效缓解视疲劳症状。

药材功效逐个说

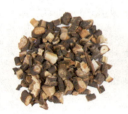

桂枝
温通经脉

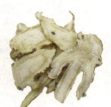

当归
补血活血

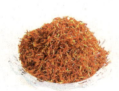

红花
活血通经

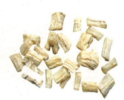

党参
养血生津

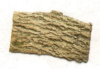

杜仲
滋补肝肾

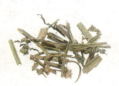

益母草
活血调经

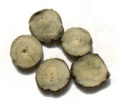

熟附子
补益阳气

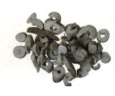

牡丹皮
活血化瘀

按摩方

1 按摩肾上腺反射区。用单食指叩拳法顶压或按摩棒点按30~50次，以局部酸痛为宜。

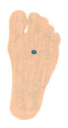

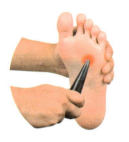

2 按摩额窦反射区。用掐法掐按30~50次，以局部酸痛为宜。

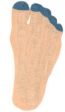

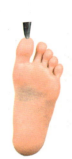

3 按摩眼反射区。用拇指指腹或按摩棒按压30~50次，以局部酸痛为宜。

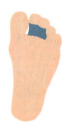

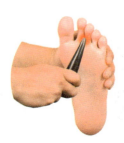

4 按摩肝反射区。由足跟向足趾方向推按30~50次，以局部酸痛为宜。

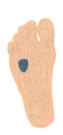

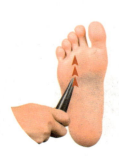

改善上火

"上火"为民间俗语，又称"热气"，属于中医"热证"范畴。热证通常分为两种，一种为"实火"，主要表现为牙龈出血、小便赤黄等；一种为"虚火"，表现为口干舌燥、低热等。

足浴方

取生石膏 45 克，白茅根 30 克，天花粉、连翘、川黄柏、知母、生甘草各 10 克，一同放入锅中，加适量清水，浸泡 20 分钟，煎煮 10 ~ 20 分钟，去渣取汁，和 2000 毫升热水同入浴盆中，先熏洗，待温度适宜时浸泡双足 30 分钟。

> 清热解毒，凉血止血，主治牙龈出血，可治疗上火导致的症状。

药材功效逐个说

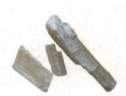

生石膏
清热泻火

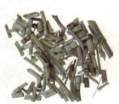

白茅根
凉血止血

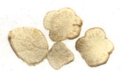

天花粉
清热泻火

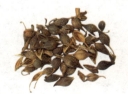

连翘
清热解毒

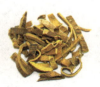

川黄柏
清热燥湿

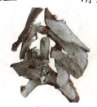

知母
清热泻火

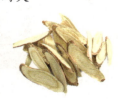

生甘草
清热解毒

按摩方

1 按摩心反射区。用拇指指腹推压或按摩棒点按30～50次，以局部酸痛为宜。

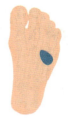

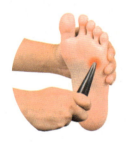

2 按摩肝反射区。由足跟向足趾方向推按30～50次，以局部酸痛为宜。

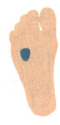

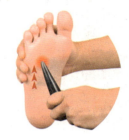

3 按摩内耳迷路反射区。用拇指指腹按揉30～50次，以局部酸痛为宜。

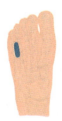

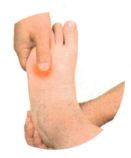

4 按摩胸（乳房）反射区。用拇指指腹按压30～50次，以局部酸痛为宜。

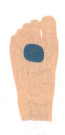

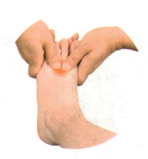

改善食欲减退

胃、小肠、大肠依次发挥受纳饮食并初步消化、吸收、代谢并排出终产物的重要作用。食欲减退可能由肝郁气滞、饮食不节损伤脾胃、久病体虚、脾胃功能减弱所致。消化、吸收功能减弱会直接或间接影响身体的各项功能，可能出现腹胀、厌食、便秘等症状。

足浴方

取山药 18 克，半夏 15 克，藿香、炒枳壳各 12 克，炒谷芽、炒麦芽、陈皮各 10 克，一同放入锅中，加适量清水，浸泡 20 分钟，煎煮 10 ~ 20 分钟，去渣取汁，和 2000 毫升热水同入浴盆中，先熏洗，待温度适宜时浸泡双足 30 分钟。

> 健脾开胃，化湿行气，可用于脾气虚、痰湿重、食欲减退者。

药材功效逐个说

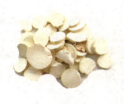

山药
补脾养胃

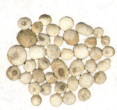

半夏
降逆止呕

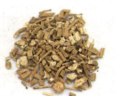

藿香
化湿醒脾

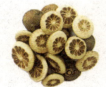

炒枳壳
行滞消胀

炒谷芽
健脾开胃

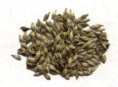

炒麦芽
健脾开胃

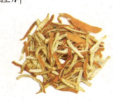

陈皮
理气健脾

按摩方

1 按摩脾反射区。点按30~50次，以局部酸痛为宜。

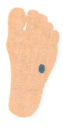
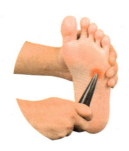

2 按摩胃反射区。由足内侧向足外侧方向推按30~50次，以局部酸痛为宜。

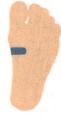
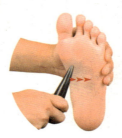

3 按摩十二指肠反射区。由足趾向足跟斜下方推按30~50次，以局部酸痛为宜。

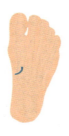
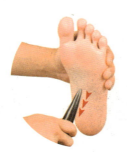

4 按摩小肠反射区。用单食指叩拳法顶压或按摩棒点按30~50次，以局部酸痛为宜。

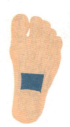
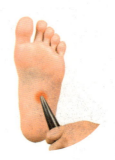

养心润肺

中医认为，心血不足会导致面色晦暗、失眠、多梦，肺气不宣会导致毛发及皮肤干燥、气短、咳喘，心肺功能失常会导致五心烦热、自汗、盗汗。足疗通过对心、肺反射区的调理，促进新陈代谢，增强心、肺功能，可以有效缓解自汗、盗汗，振奋精神。

足浴方

取熟地黄、当归各9克，党参、酸枣仁各6克，炒白术、制远志各5克，炙甘草3克，一同放入锅中，加适量清水，浸泡20分钟，煎煮10～20分钟，去渣取汁，和2000毫升热水同入浴盆中，先熏洗，待温度适宜时浸泡双足30分钟。

补血养心，益气安神，润肺化痰，可增强心肺功能。

药材功效逐个说

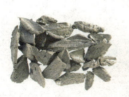
熟地黄
补血滋阴

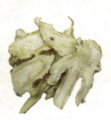
当归
补血养心

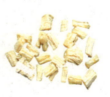
党参
健脾益肺

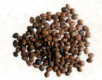
酸枣仁
养心补肝

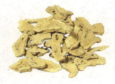
炒白术
补气健脾

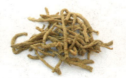
制远志
交通心肾

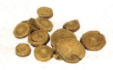
炙甘草
祛痰止咳

按摩方

按摩涌泉穴。用按摩棒点按30～50次。

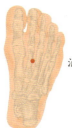
涌泉穴

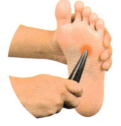

按摩肺及支气管反射区。由足外侧向足内侧推按30～50次，以局部酸痛为宜。

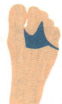

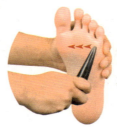

按摩心反射区。用拇指指腹推压或按摩棒点按30～50次，以局部酸痛为宜。

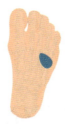

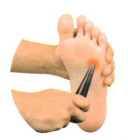

按摩腹腔神经丛反射区。用拇指指腹或按摩棒点按10～20次，以局部酸痛为宜。

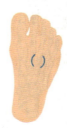

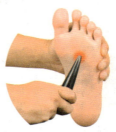

健脾养胃

脾有运化食物中营养物质和输布水液，以及统摄血液的作用，而胃则是身体重要的消化器官。一旦脾胃功能失调，身体就可能会出现消化不良，气血不和的情况，从而导致脸色差、身体差、皮肤差。

足浴方

取白扁豆、山楂各 30 克，白术 20 克，陈皮、枳实各 15 克，一同放入锅中，加适量清水，浸泡20 分钟，煎煮 10 ~ 20 分钟，去渣取汁，和 2000毫升热水同入浴盆中，先熏洗，待温度适宜时浸泡双足 30 分钟。

> 燥湿化痰，理气健脾，消积导滞，可增强脾胃功能。

药材功效逐个说

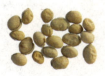

白扁豆
健脾化湿

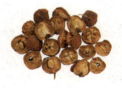

山楂
消食健胃

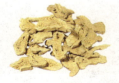

白术
健脾益气

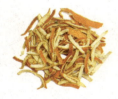

陈皮
理气健脾

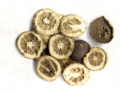

枳实
破气消积

1 按摩脾反射区。点按30~50次，以局部酸痛为宜。

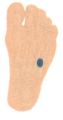

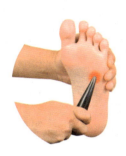

2 按摩胃反射区。由足内侧向足外侧方向推按30~50次，以局部酸痛为宜。

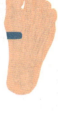

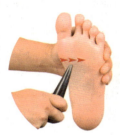

3 按摩胰腺反射区。用单手食指叩拳法顶按30~50次，以局部酸痛为宜。

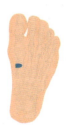

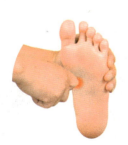

4 按摩十二指肠反射区。由足趾向足跟斜下方推按30~50次，以局部酸痛为宜。

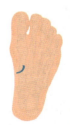

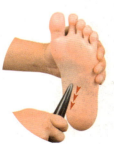

疏肝解郁

肝主藏血，性喜疏泄，若是肝气郁结则可导致气机郁滞，肝脾不和。主要表现为形体消瘦或偏胖，面色苍暗或萎黄，平素性情急躁易怒，易于激动，或忧郁寡欢，胸闷不舒，时欲太息。足疗能够开解肝郁，使脾虚得健，血虚得养，气郁得畅。

足浴方

取当归、茯苓、白芍、白术各 30 克，炙甘草 15 克，柴胡 10 克，一同放入锅中，加适量清水，浸泡 20 分钟，煎煮 10 ～ 20 分钟，去渣取汁，和 2000 毫升热水同入浴盆中，先熏洗，待温度适宜时浸泡双足 30 分钟。

> 疏肝解郁，养血健脾，主治肝郁血虚脾弱证。

药材功效逐个说

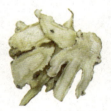

当归
养血柔肝

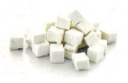

茯苓
健脾祛湿

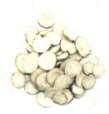

白芍
柔肝止痛

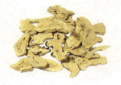

白术
健脾益气

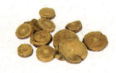

炙甘草
补脾益气

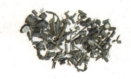

柴胡
疏肝解郁

按摩方

1 按摩肝反射区。由足跟向足趾方向推按30～50次，以局部酸痛为宜。

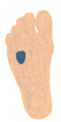
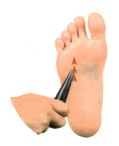

2 按摩胆囊反射区。用单食指叩拳法顶压或按摩棒点按30～50次，以局部酸痛为宜。

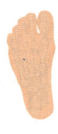
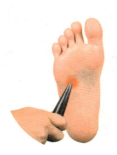

3 按摩腹腔神经丛反射区。用拇指指腹或按摩棒点按10～20次，以局部酸痛为宜。

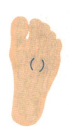
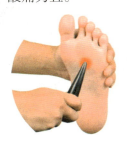

4 按摩胸（乳房）反射区。用拇指指腹按压30～50次，以局部酸痛为宜。

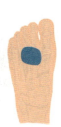
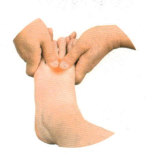

补肾强腰

肾是人体的先天之本、生命之源，生命运动的基本物质都由它化生和储存，人的生长、发育、生殖、呼吸、消化、神志、骨骼、健康状况，均和它息息相关。健康的肾脏是长寿的前提，所以养肾就是养生，就是延年益寿。

足浴方

取肉苁蓉、菟丝子、淫羊藿各 20 克，一同放入锅中，加适量清水，浸泡 20 分钟，煎煮 10 ~ 20 分钟，去渣取汁，和 2000 毫升热水同入浴盆中，先熏洗，待温度适宜时浸泡双足 30 分钟。

> 补肾壮阳，强身健体，适用于肾虚等病症。

药材功效逐个说

肉苁蓉
补肾益精

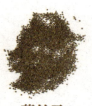

菟丝子
补益肝肾

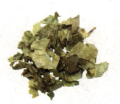

淫羊藿
补肾强筋

按摩方

按摩肾上腺反射区。用单食指叩拳法顶压或按摩棒点按30～50次，以局部酸痛为宜。

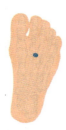
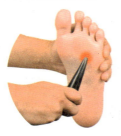

按摩肾反射区。用单食指叩拳法顶压或按摩棒点按30～50次，以局部酸痛为宜。

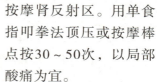
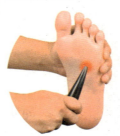

按摩腰椎反射区。向足跟方向推按30～50次。

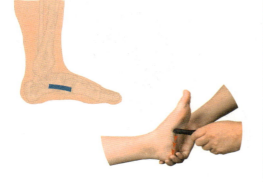

按摩生殖腺反射区。点按30～50次，以局部酸痛为宜。

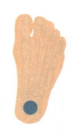
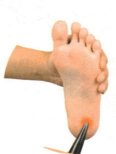

养颜祛斑

爱美的女性都希望自己"肤如凝脂、肌若堆雪"。足疗能通过对毛细血管的刺激，促进足部乃至全身的血液循环，改善新陈代谢，加快代谢产物排出体外，让皮肤重新绽放靓丽的光彩。

足浴方

取当归 40 克，桂圆肉 25 克，一同放入锅中，加适量清水，浸泡 20 分钟，煎煮 10 ~ 20 分钟，去渣取汁，和 2000 毫升热水同入浴盆中，先熏洗，待温度适宜时浸泡双足 40 分钟。

活血调经，可改善贫血、脸色暗沉等问题，有助于美容养颜。

药材功效逐个说

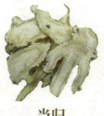

当归
补血活血

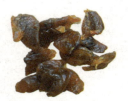

桂圆肉
养血安神

按摩方

1 按摩肾上腺反射区。用单食指叩拳法顶压或按摩棒点按30～50次，以局部酸痛为宜。

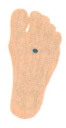
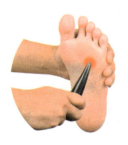

2 按摩脑垂体反射区。用拇指指尖或按摩棒垂直点压20～30次，以局部酸痛为宜。

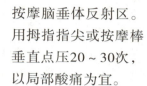
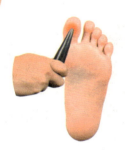

3 按摩脾反射区。点按30～50次，以局部酸痛为宜。

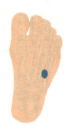
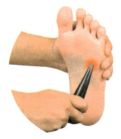

4 按摩上身淋巴结反射区。用拇指指腹按压30～50次，以局部酸痛为宜。

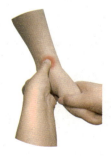

健美形体

足疗可以刺激全身各组织、器官，调理脏腑功能，使气血畅通，全身肌肉、脂肪分布均匀，改善形体，重塑自我。

足浴方

取茜草根 35 克，生大黄 20 克，当归 10 克，一同放入锅中，加适量清水，浸泡 20 分钟，煎煮 10 ~ 20 分钟，去渣取汁，和 2000 毫升热水同入浴盆中，先熏洗，待温度适宜时浸泡双足 30 分钟。

行血调经，荡涤肠胃，利水消肿，有利于改善形体。

药材功效逐个说

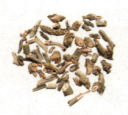

茜草根
通经活络

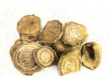

生大黄
泻下攻积

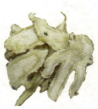

当归
润肠通便

1 按摩肾反射区。用单食指叩拳法顶压或按摩棒点按30~50次，以局部酸痛为宜。

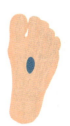

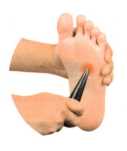

2 按摩腰椎反射区。向足跟方向推按30~50次。

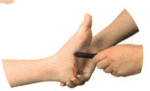

3 按摩上身淋巴结反射区。用拇指指腹按压30~50次，以局部酸痛为宜。

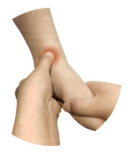

4 按摩下身淋巴结反射区。用拇指指腹按压30~50次，以局部酸痛为宜。

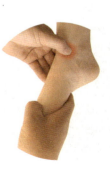

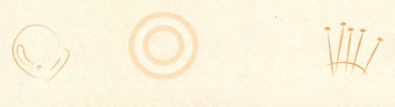
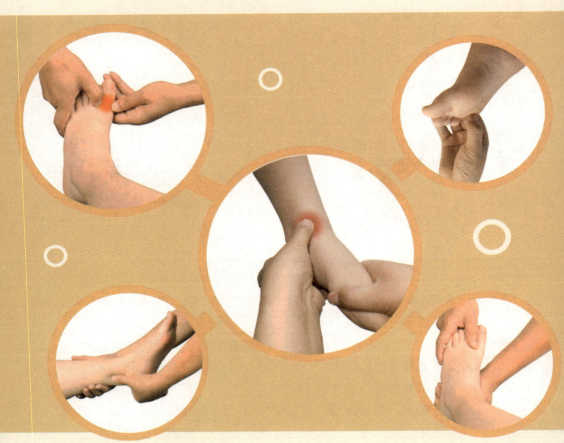
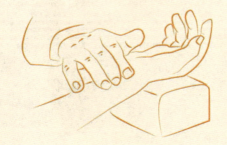

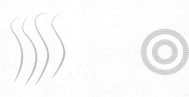

第五章

足疗防治
常见病

风 寒 暑 湿

感冒

　　感冒是感受风邪或时行病毒，引起肺卫功能失调，出现以鼻塞、流涕、喷嚏、头痛、恶寒、发热等为主要临床表现的一种外感疾病。中医认为，当人体正气虚弱，卫气不固，外邪乘虚侵入时，就会引起感冒，轻者出现乏力、流涕、咳嗽等症状，称为"伤风"；重者称为"时行感冒"。感冒时配合足疗能缓解不适症状。

足浴方

　　取麻黄、桂枝、紫苏叶各 15 克，生姜、甘草各 10 克，一同放入锅中，加适量清水，浸泡 20 分钟，煎煮 10 ～ 20 分钟，去渣取汁，和 2000 毫升热水同入浴盆中，先熏洗，待温度适宜时浸泡双足15 ～ 20 分钟，每日 2 ～ 3 次，每日 1 剂。

> 发汗解表，适用于风寒型感冒。

药材功效逐个说

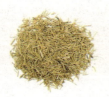

麻黄
发汗散寒

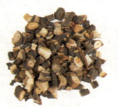

桂枝
温通经脉

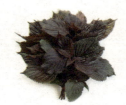

紫苏叶
解表散寒

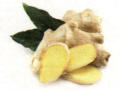

生姜
驱寒发汗

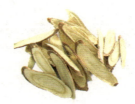

甘草
祛寒止咳

按摩方

按摩肾上腺反射区。用单食指叩拳法顶压或按摩棒点按30~50次，以局部酸痛为宜。

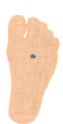
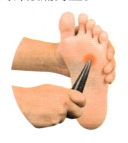

按摩鼻反射区。由足跟向足趾方向推按30~50次。

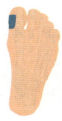
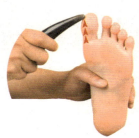

按摩肺及支气管反射区。由足外侧向足内侧推按30~50次，以局部酸痛为宜。

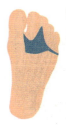
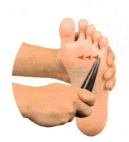

按摩扁桃体反射区。用掐法掐按30~50次，以局部酸痛为宜。

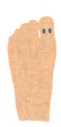
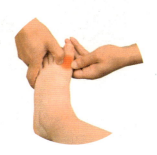

咳嗽

咳嗽是机体对抗侵入气道的病邪的一种保护性反应。古人将有声无痰谓之"咳"，有痰无声谓之"嗽"。临床上二者常并见，通称为咳嗽。根据发作时特点及伴随症状的不同，外感咳嗽一般可以分为风寒咳嗽、风热咳嗽及风燥咳嗽三种类型。中医认为，咳嗽的病位在肺，是肺失宣降，肺气上逆，功能失常所致。足疗可以减轻这种症状。

足浴方

取麻黄、桂枝、紫苏叶、细辛各 10 克，一同放入锅中，加适量清水，浸泡 20 分钟，煎煮 10 ~ 20 分钟，去渣取汁，和 2000 毫升热水同入浴盆中，先熏洗，待温度适宜时浸泡双足 40 分钟，每晚浸泡 1 次，连续 7 日。

疏风散寒，止咳化痰，适用于风寒咳嗽。

药材功效逐个说

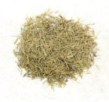 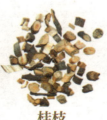 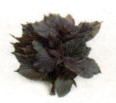 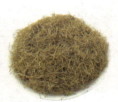

麻黄
宣肺平喘

桂枝
温通经脉

紫苏叶
解表散寒

细辛
温肺化饮

按摩方

 按摩鼻反射区。由足跟向足趾方向按30～50次。

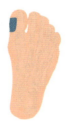

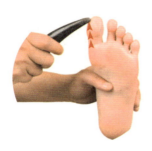

 按摩肺及支气管反射区。由足外侧向足内侧推按30～50次，以局部酸痛为宜。

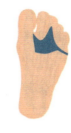

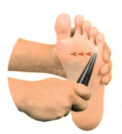

 按摩扁桃体反射区。用掐法掐按30～50次，以局部酸痛为宜。

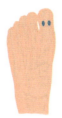

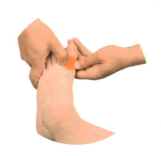

 按摩胸部淋巴结反射区。用拇指指腹按足踝向足趾的方向推按30～50次，以局部酸痛为宜。

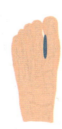

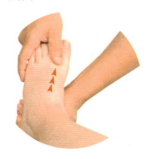

哮喘

哮是一种发作性的痰鸣声喘疾患，因内有壅塞之气，外有非时之感，肺有胶固之痰，三者相合，闭拒气道，搏击有声，发为哮病。中医认为，其病理因素以痰为主，"伏痰"遇感引触，痰随气升，气因痰阻，相互搏结，壅塞气道，肺管狭窄，引发本病。足疗对本病疗效显著，不仅可以缓解发作时的症状，而且通过扶正治疗，可以达到祛除病根，控制复发的目的。

足浴方

取甘草 15 克，紫苏子、炒莱菔子、茯苓各 10 克，白芥子、半夏各 5 克，一同放入锅中，加适量清水，浸泡 20 分钟，煎煮 10 ~ 20 分钟，去渣取汁，和 2000 毫升热水同入浴盆中，先熏洗，待温度适宜时浸泡双足 30 分钟，每日 2 次，10 日为 1 个疗程。

> 燥湿化痰，降逆平喘，主治哮喘。

药材功效逐个说

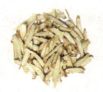

甘草
祛痰止咳

紫苏子
止咳平喘

炒莱菔子
降气化痰

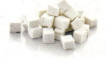

茯苓
利水渗湿

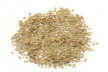

白芥子
温肺化痰

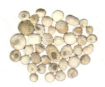

半夏
燥湿化痰

按摩方

1 按摩肾上腺反射区。用单食指叩拳法顶压或按摩棒点按30～50次，以局部酸痛为宜。

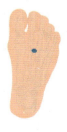

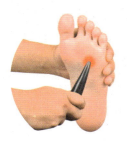

2 按摩肺及支气管反射区。由足外侧向足内侧推按30～50次，以局部酸痛为宜。

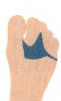

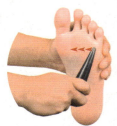

3 按摩扁桃体反射区。用掐法掐按30～50次，以局部酸痛为宜。

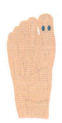

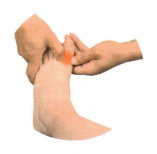

4 按摩胸部淋巴结反射区。用拇指指腹由足踝向足趾的方向推按30～50次，以局部酸痛为宜。

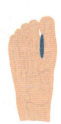

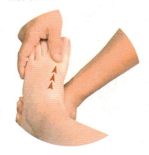

肺炎

肺炎是一种常见的呼吸系统疾病，病前常有受冷、过度劳累、上呼吸道感染、醉酒等诱因。中医认为，肺炎由风寒、风热犯肺，肺失宣降，或由脏腑亏虚，脾虚聚湿生痰，肺虚、肾虚导致肺气不敛、肾不纳气等所致。治疗时宜宣肺定喘，清热化痰。

足浴方

取葶苈子30克，金银花、黄芩、桑白皮各15克，薄荷、鱼腥草、桔梗各6克，一同放入锅中，加适量清水，浸泡20分钟，煎煮10～20分钟，去渣取汁，和2000毫升热水同入浴盆中，先熏洗，待温度适宜时浸泡双足30分钟，每晚1次。

> 清热化痰，治疗肺炎。

药材功效逐个说

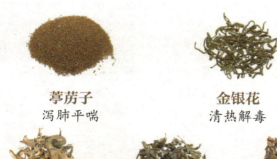

葶苈子
泻肺平喘

金银花
清热解毒

黄芩
清热燥湿

桑白皮
泻肺平喘

薄荷
疏散风热

鱼腥草
清热解毒

桔梗
宣肺祛痰

按摩方

按摩肾上腺反射区。用单食指叩拳法顶压或按摩棒点按30～50次，以局部酸痛为宜。

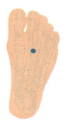

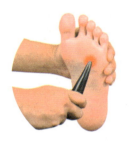

按摩肺及支气管反射区。由足外侧向足内侧推按30～50次，以局部酸痛为宜。

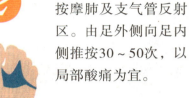

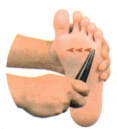

按摩扁桃体反射区。用掐法掐按30～50次，以局部酸痛为宜。

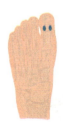

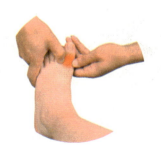

按摩胸部淋巴结反射区。用拇指指腹由足踝向足趾的方向推按30～50次，以局部酸痛为宜。

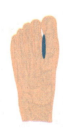

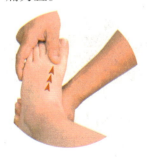

呕吐

呕吐是由胃失和降、胃气上逆所致的，以食物、痰涎等胃内之物从胃中上涌，自口而出为临床表现的一种病症。呕吐的病因有外邪侵袭、饮食不当、情志失调、脏腑虚弱。配合足浴，可消食、化痰、理气、温阳，从而达到辅助治疗的目的。

足浴方

取清半夏、茯苓各 20 克，生姜、陈皮各 15 克，一同放入锅中，加适量清水，浸泡 20 分钟，煎煮 30 分钟，去渣取汁，和 2000 毫升热水同入浴盆中，待温度适宜时浸泡双足 20 分钟。对于寒邪客胃而呕吐者加吴茱萸 15 克；热邪内蕴而呕吐者加川黄连 10 克；饮食内停而呕吐者加枳壳 10 克；肝气横逆而呕吐者加柴胡、白芍各 10 克；痰湿内阻而呕吐者加胆南星 10 克。

> 降逆止呕，和中顺气，主治各型呕吐。

药材功效逐个说

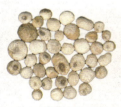

清半夏
降逆止呕

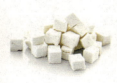

茯苓
健脾和胃

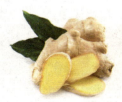

生姜
温中止呕

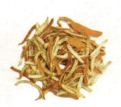

陈皮
理气健脾

按摩方

 按摩甲状旁腺反射区。点压30~50次，以局部酸痛为宜。

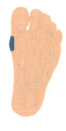

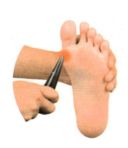

 按摩胃反射区。由足内侧向足外侧方向推按30~50次，以局部酸痛为宜。

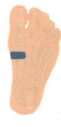

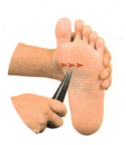

 按摩肝反射区。由足跟向足趾方向推按30~50次，以局部酸痛为宜。

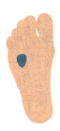

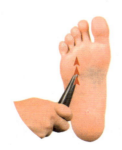

 按摩横膈膜（膈）反射区。自横膈膜中央向两侧推5~10次。

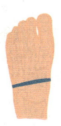

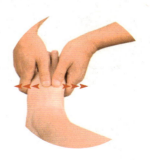

呃逆

呃逆即常说的打嗝，以喉间呃呃连声，声短而频，不能自止为主要表现。病因主要是饮食不当，情志不遂，脾胃虚弱等，呃逆的病位在膈，病变关键脏腑为胃，与肺、肝、肾有关。主要病机为胃气上逆动膈。治疗原则为理气和胃，降逆止呃，并在分清寒、热、虚、实的基础上，分别施以祛寒、清热、补虚、泻实之法。

足浴方

取生姜、陈皮各50克，吴茱萸20克，一同放入锅中，加适量清水，浸泡20分钟，煎煮30分钟，去渣取汁，和2000毫升热水同入浴盆中，待温度适宜时浸泡双足15分钟。

> 降气止呃，对呃逆有疗效。

药材功效逐个说

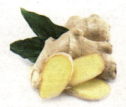

生姜
温中止呕

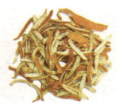

陈皮
理气健脾

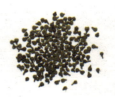

吴茱萸
降逆止呕

按摩方

1 按摩颈项反射区。用按摩棒沿足趾根部，向内侧推按30~50次。

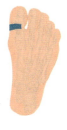
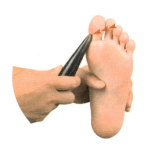

2 按摩甲状旁腺反射区。点压30~50次，以局部酸痛为宜。

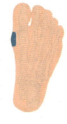
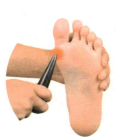

3 按摩肺及支气管反射区。由足外侧向足内侧推按30~50次，以局部酸痛为宜。

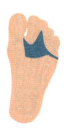
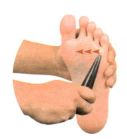

4 按摩心反射区。用拇指指腹推压或按摩棒点按30~50次，以局部酸痛为宜。

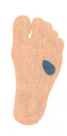
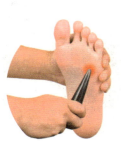

消化不良

消化不良是由胃动力障碍所引起的疾病。临床上主要症状为上腹痛、早饱、腹胀、嗳气。上腹痛多无规律，只有部分患者与进食有关，表现为饱痛，进食后缓解，或餐后半个小时又出现疼痛。早饱是进食后不久即有饱腹感，使人再也吃不下去食物。腹胀多发生于餐后，或呈持续性，进餐后加重，同时伴有嗳气。另外，一些功能性消化不良的人还会出现失眠、焦虑、抑郁等精神方面的症状。

足浴方

取黑牵牛子 60 克，香附 50 克，五灵脂、白牵牛子各 30 克，一同放入锅中，加适量清水，浸泡 20 分钟，煎煮 10～20 分钟，去渣取汁，和 2000 毫升热水同入浴盆中，先熏洗，待温度适宜时浸泡双足 30 分钟，每日 1 次。

泻下消胀理气，适用于消化不良。

药材功效逐个说

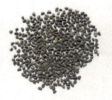

黑牵牛子
泻水通便

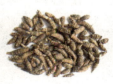

香附
理气宽中

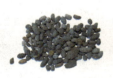

五灵脂
活血止痛

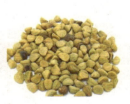

白牵牛子
泻水通便

按摩方

1 按摩脑垂体反射区。用拇指指尖或按摩棒垂直点压20～30次，以局部酸痛为宜。

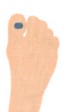

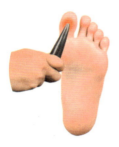

2 按摩脾反射区。点按30～50次，以局部酸痛为宜。

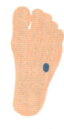

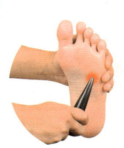

3 按摩胰腺反射区。用单手食指叩拳法顶压30～50次，以局部酸痛为宜。

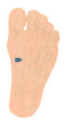

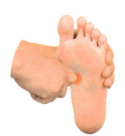

4 按摩小肠反射区。用单食指叩拳法顶压或按摩棒点按30～50次，以局部酸痛为宜。

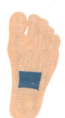

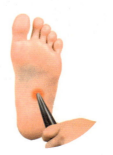

胃肠炎

胃肠炎主要临床表现为食欲减退、上腹部不适、嗳气、恶心、呕吐或反复发作的腹痛、腹泻及消化不良等。辅以足疗会促进患者的病情好转。

足浴方

取党参 40 克，苍术 30 克，白术 20 克，一同放入锅中，加适量清水，浸泡 20 分钟，煎煮 10 ~ 20 分钟，去渣取汁，和 2000 毫升热水同入浴盆中，先熏洗，待温度适宜时浸泡双足 30 分钟，每日 1 次，10 日为 1 个疗程。

> 健脾，益气，和胃，对胃肠炎有一定治疗效果。

药材功效逐个说

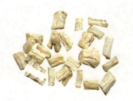

党参
健脾益肺

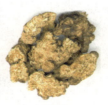

苍术
健脾和胃

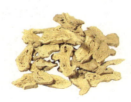

白术
健脾益气

按摩方

1 按摩胃反射区。由足内侧向足外侧方向推按30～50次，以局部酸痛为宜。

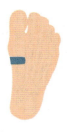

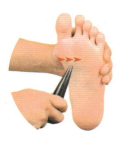

2 按摩十二指肠反射区。由足趾向足跟斜下方推按30～50次，以局部酸痛为宜。

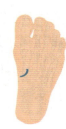

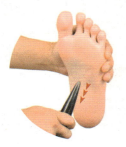

3 按摩小肠反射区。用单食指叩拳法顶压或按摩棒点按30～50次，以局部酸痛为宜。

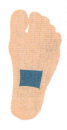

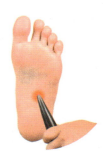

4 按摩盲肠及阑尾反射区。用拇指指腹推压或按摩棒点按30～50次，以局部酸痛为宜。

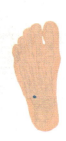

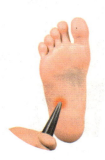

慢性胆囊炎

慢性胆囊炎是一种常见病，主要症状有右上腹部隐痛、腹胀、嗳气、恶心等，在进食油腻食物后症状更为明显。具体表现为餐后反复出现发作性右上腹疼痛，并向右肩胛下区放射，持续时间长，并伴有恶心、呕吐等症状。足疗可改善慢性胆囊炎的相关症状。

足浴方

取金钱草、海金沙、鸡内金各 50 克，郁金、枳壳、延胡索各 30 克，一同放入锅中，加适量清水，浸泡 20 分钟，煎煮 10 ～ 20 分钟，去渣取汁，和 2000 毫升热水同入浴盆中，先熏洗，待温度适宜时浸泡双足 30 分钟。每晚 1 次，10 日为 1 个疗程。

清热利胆，行气止痛，可治疗慢性胆囊炎。

药材功效逐个说

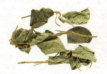

金钱草
清热利胆

海金沙
清利湿热

鸡内金
通淋化石

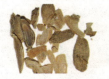

郁金
利胆退黄

枳壳
理气宽中

延胡索
行气止痛

按摩方

1 按摩肾上腺反射区。用单食指叩拳法顶压或按摩棒点按30～50次，以局部酸痛为宜。

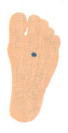

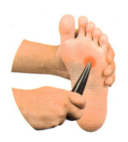

2 按摩胃反射区。由足内侧向足外侧方向推按30～50次，以局部酸痛为宜。

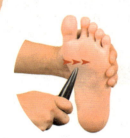

3 按摩肝反射区。由足跟向足趾方向推按30～50次，以局部酸痛为宜。

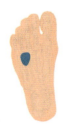

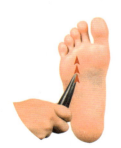

4 按摩胆囊反射区。用单食指叩拳法顶压或按摩棒点按30～50次，以局部酸痛为宜。

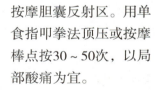

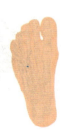

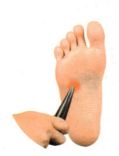

便秘

便秘是指大便次数减少，排便间隔时间过长，粪质干结，排便艰难；或粪质不硬，虽有便意，却便出不畅，多伴有腹部不适的症状。中医认为，便秘主要由燥热内结、气机郁滞、津液不足和脾肾虚寒引起。足疗能够调整脏腑功能，理气通便。

足浴方

取香蕉皮 250 克，蒲公英 100 克，全瓜蒌 30 克，一同放入锅中，加适量清水，浸泡 20 分钟，煎煮 10 ~ 20 分钟，去渣取汁，和 2000 毫升热水同入浴盆中，先熏洗，待温度适宜时浸泡双足 30 ~ 40 分钟。15 日为 1 个疗程。

> 清热通便，适用于热性便秘。

药材功效逐个说

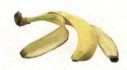

香蕉皮
润肠通便

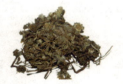

蒲公英
清热解毒

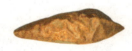

全瓜蒌
润燥滑肠

按摩方

1 按摩十二指肠反射区。由足趾向足跟斜下方推按30~50次，以局部酸痛为宜。

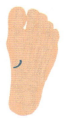

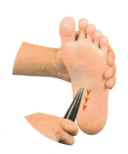

2 按摩小肠反射区。用单食指叩拳法顶压或按摩棒点按30~50次，以局部酸痛为宜。

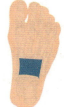

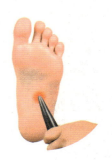

3 按摩乙状结肠及直肠反射区。由足外侧向足内侧推按30~50次，以局部酸痛为宜。

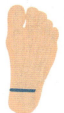

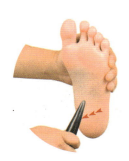

4 按摩肛门反射区。用力向足内侧点按30~50次，以局部酸痛为宜。

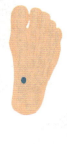

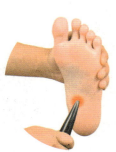

痔

痔是指直肠下段或肛管的静脉丛充血或淤血并肿大而形成的疾病。如发生在齿状线内称内痔，在齿状线外称外痔，内外均有称混合痔。中医认为，痔的发生主要是由于饮食不节，燥热内生，下迫大肠，以及久坐、负重、远行等，使得气血运行不畅而致瘀血，热与血相搏，气血纵横，筋脉交错，结滞不散而形成痔。足疗可缓解其症状。

足浴方

取苍术30克，黄柏、野菊花各15克，赤芍、大黄各10克，一同放入锅中，加适量清水，浸泡20分钟，煎煮10～20分钟，去渣取汁，和2000毫升热水同入浴盆中，先熏洗，待温度适宜时浸泡双足30分钟，早、晚各1次，15日为1个疗程。

> 清热利湿，活血祛瘀，用于肛门水肿、血栓性外痔疼痛、肿胀者。

药材功效逐个说

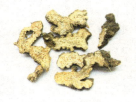

苍术
燥湿健脾

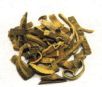

黄柏
解毒疗疮

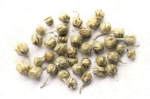

野菊花
清热解毒

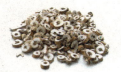

赤芍
散瘀止痛

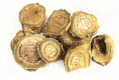

大黄
清热泻火

按摩方

1 按摩十二指肠反射区。由足趾向足跟斜下方推按30～50次，以局部酸痛为宜。

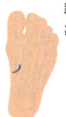

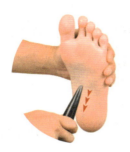

2 按摩小肠反射区。用单食指叩拳法顶压或按摩棒点按30～50次，以局部酸痛为宜。

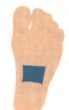

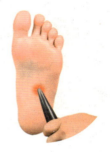

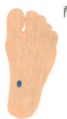

3 按摩肛门反射区。用力向足内侧点按30～50次，以局部酸痛为宜。

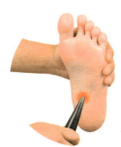

4 按摩直肠反射区。向上推按20～30次。

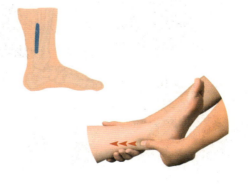

甲状腺功能亢进症

甲状腺功能亢进症简称甲亢，是由多种因素引起的甲状腺激素分泌过多所致的一种常见内分泌病。主要症状为人体基础代谢率增高和神经兴奋。中医将甲亢归为"瘿瘤"范畴，认为其发病初起多实，病久转虚。患者素体阴亏，肾阴不足，水不涵木，肝阴失敛，治疗时宜从肝经入手，疏肝养阴，清热凉血。

足浴方

取生地黄、海藻、昆布、沙参、天冬、麦冬各30克，五倍子10克，一同放入锅中，加适量清水，浸泡20分钟，煎煮10～20分钟，去渣取汁，和2000毫升热水同入浴盆中，先熏洗，待温度适宜时浸泡双足20分钟。

用于肝郁气结、阴虚火旺型甲亢。

药材功效逐个说

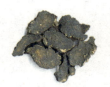

生地黄
清热凉血

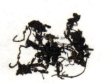

海藻
利水消肿

昆布
利水消肿

沙参
滋阴清热

天冬
养阴润燥

麦冬
养阴生津

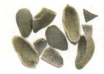

五倍子
敛肺降火

按摩头及颈淋巴结反射区。点按20～30次，以局部酸痛为宜。

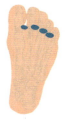

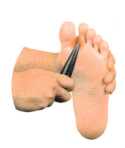

按摩脑垂体反射区。拇指指尖或按摩棒垂直点压20～30次，以局部酸痛为宜。

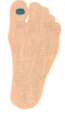

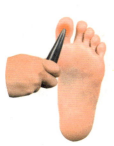

按摩甲状旁腺反射区。点压30～50次，以局部酸痛为宜。

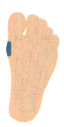

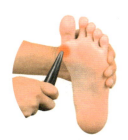

按摩甲状腺反射区。由足跟向足趾方向推按30～50次，以局部酸痛为宜。

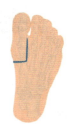

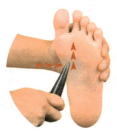

117

贫血

贫血属于中医"血虚"的范畴，病位涉及心、肝、脾、肾等脏，治疗应以补血益气为主。足疗是治疗贫血较为有效的辅助方法，通过药力及按摩刺激相应的反射区，调整各脏腑的功能，尤其是脾胃生化气血功能，可以达到补血益气的目的。

足浴方

取何首乌、制附片各 30 克，党参、当归、白芍各 15 克，一同放入锅中，加适量清水，浸泡 20 分钟，煎煮 10 ～ 20 分钟，去渣取汁，和 2000 毫升热水同入浴盆中，先熏洗，待温度适宜时浸泡双足 30 分钟，每日 1 次。

> 养血补血，可改善贫血症状。

药材功效逐个说

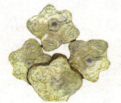

何首乌
补益精血

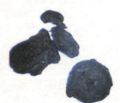

制附片
补血助阳

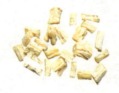

党参
养血生津

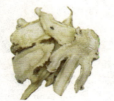

当归
补血活血

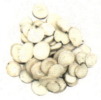

白芍
养血调经

按摩方

1 按摩脾反射区。点按30～50次，以局部酸痛为宜。

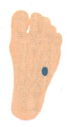

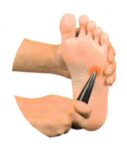

2 按摩胃反射区。由足内侧向足外侧方向推按30～50次，以局部酸痛为宜。

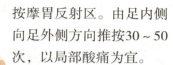

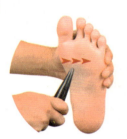

3 按摩胰腺反射区。用单食指叩拳法顶压30～50次，以局部酸痛为宜。

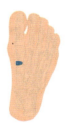

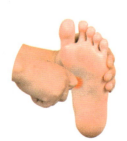

4 按摩十二指肠反射区。由足趾向足跟斜下方推按30～50次，以局部酸痛为宜。

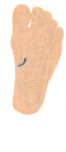

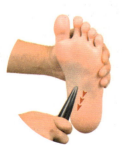

肥胖症

　　肥胖通常指体内脂肪含量过多，体重明显超过标准体重。女性标准体重（千克）＝身高（厘米）－105，男性标准体重（千克）＝身高（厘米）－100，如果体重超过标准体重的20%，即为肥胖。肥胖可能会引发其他各种疾病，足疗有助于减肥瘦身。

足浴方

　　取槟榔50克，苍术30克，生山楂10克，一同放入锅中，加适量清水，浸泡20分钟，煎煮10～20分钟，去渣取汁，和2000毫升热水同入浴盆中，先熏洗，待温度适宜时浸泡双足30～40分钟。

> 消导化湿，通便降脂，适用于肥胖人群。

药材功效逐个说

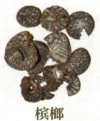

槟榔
消积利水

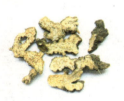

苍术
燥湿健脾

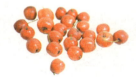

生山楂
化浊降脂

按摩方

1 按摩肾反射区。用单食指叩拳法顶压或按摩棒点按30～50次，以局部酸痛为宜。

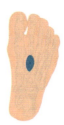

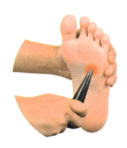

2 按摩胃反射区。由足内侧向足外侧方向推按30～50次，以局部酸痛为宜。

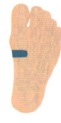

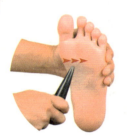

3 按摩乙状结肠及直肠反射区。由足外侧向足内侧推按30～50次，以局部酸痛为宜。

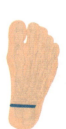

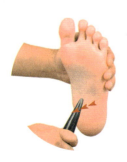

4 按摩上身淋巴结反射区。用拇指指腹按压30～50次，以局部酸痛为宜。

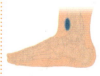

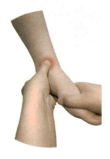

失眠

失眠通常指入睡困难或睡眠障碍（易醒、早醒和再入睡困难），会导致疲劳感、全身不适、无精打采、反应迟缓、头痛、注意力不集中等症状。中医认为，失眠与心脾亏损、心肾不交，肝火上扰，或饮食不节有密切关系。足疗可对各种原因引起的失眠进行调节和改善。

足浴方

取磁石 60 克，夜交藤 30 克，白菊花 20 克，黄芩 15 克，一同放入锅中，加适量清水，浸泡 20 分钟，煎煮 10 ~ 20 分钟，去渣取汁，和 2000 毫升热水同入浴盆中，先熏洗，待温度适宜时浸泡双足 30 分钟，每日 1 ~ 2 次。

> 安神助眠，对心肝火旺者的失眠有较好的防治作用。

药材功效逐个说

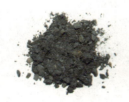

磁石
镇心安神

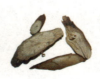

夜交藤
养心安神

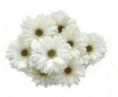

白菊花
清心泻火

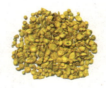

黄芩
清热安神

按摩方

1 按摩额窦反射区。用掐法掐按30～50次，以局部酸痛为宜。

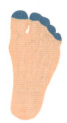

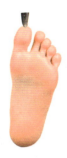

2 按摩三叉神经反射区。用按摩棒由足趾向足跟方向推按30～50次。

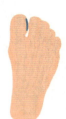

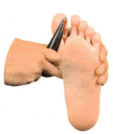

3 按摩大脑（头）反射区。用掐法掐按大脑反射区2～5分钟，以局部酸痛为宜。

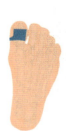

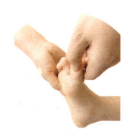

4 按摩失眠点反射区。点按30～50次，以局部酸痛为宜。

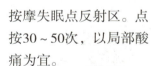

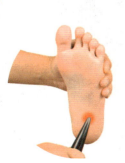

头痛

头痛是临床上常见的病症之一，主要由精神、情绪因素或各种压力引起，内伤头痛一般病程漫长。主要症状为持续性的头部疼痛、头部两侧疼痛，有时也会出现单侧疼痛，有时头部还会伴有沉重感。足疗可有效缓解头痛。

足浴方

取羌活 50 克，川芎、藁本、白芷各 40 克，防风 30 克，一同放入锅中，加适量清水，浸泡 20 分钟，煎煮 10 ~ 20 分钟，去渣取汁，和 2000 毫升热水同入浴盆中，先熏洗，待温度适宜时浸泡双足。每日 1 剂，4 日为 1 个疗程。

祛风散寒止痛，适用于外感头痛之风寒头痛。

药材功效逐个说

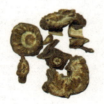

羌活
祛风除湿

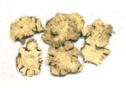

川芎
祛风止痛

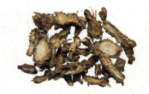

藁本
散寒止痛

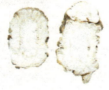

白芷
祛风止痛

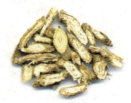

防风
祛风解表

按摩方

按摩大脑（头）反射区。用掐法掐按大脑反射区2~5分钟，以局部酸痛为宜。

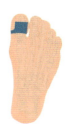

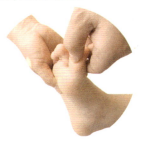

按摩颈项反射区。用按摩棒沿足趾根部，向内侧推按30~50次。

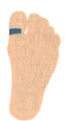

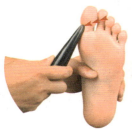

按摩颈椎反射区。向足跟方向推按30~50次。

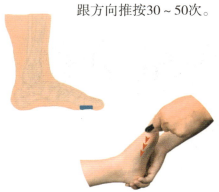

按摩腹腔神经丛反射区。用拇指指腹或按摩棒点按10~20次，以局部酸痛为宜。

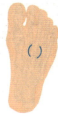

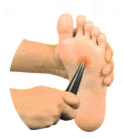

牙痛

　　牙痛，是口腔科常见的症状之一，其表现为牙龈红肿、遇冷或热刺激时疼痛、面颊部肿胀等。中医认为，牙痛是外感风邪、胃火炽盛、肾虚火旺、虫蚀牙齿等原因所致。足疗能够辅助清热泻火、通络止痛，从而改善牙痛症状。

足浴方

　　取大黄、黄芩、牡丹皮、牛膝各 15 克，一同放入锅中，加适量清水，煎沸 5 ～ 10 分钟，去渣，将药液倒入浴盆中，待温度适宜浸泡双足 30 分钟，每日浸泡 1 ～ 2 次，中病即止。或头煎内服，日服 2 次；二、三煎浸泡双足，每日 2 次。

清热泻火，适于各种牙痛的治疗。

药材功效逐个说

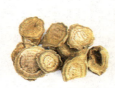
大黄
清热泻火

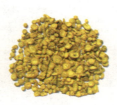
黄芩
泻火解毒

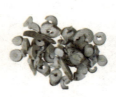
牡丹皮
清热凉血

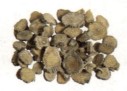
牛膝
清热解毒

1 按摩三叉神经反射区。用按摩棒由足趾向足跟方向推按30～50次。

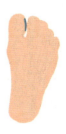

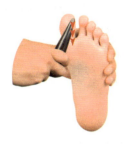

2 按摩上颌反射区。由足外侧向足内侧推按30～50次，以局部酸痛为宜。

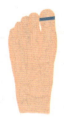

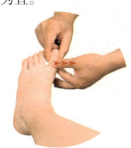

3 按摩下颌反射区。由足外侧向足内侧推按30～50次，以局部酸痛为宜。

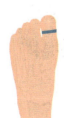

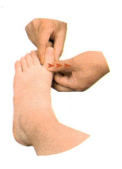

4 按摩头及颈淋巴结反射区。点按20～30次，以局部酸痛为宜。

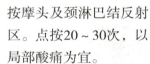

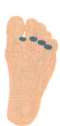

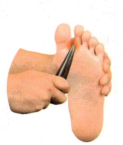

慢性鼻炎

　　慢性鼻炎患者通常会出现流鼻涕的症状,一般症状为鼻内干燥、灼热或发痒、鼻塞、喷嚏频繁、嗅觉减退,同时可伴倦怠、发热、头痛等。中医认为,慢性鼻炎主要与肺的功能有关,因为"鼻为肺之窍",鼻的各种功能正常,主要依赖肺气的作用。足疗能宣肺通窍,疏风清热,增强鼻的抗病能力。

足浴方

　　取枇杷叶、桔梗各 25 克,苍耳子、薄荷各 18 克,生甘草 6 克,一同放入锅中,加适量清水,浸泡 20 分钟,煎数沸,取药液与 1500 毫升热水同入浴盆中,趁热用鼻吸入蒸汽,待温度适宜时浸泡双足 40 分钟,每日 2 次,15 日为 1 个疗程。

> 疏风宣肺通窍,主治慢性鼻炎。

药材功效逐个说

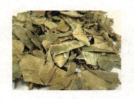

枇杷叶
清肺润燥

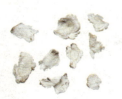

桔梗
宣肺利咽

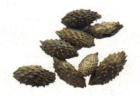

苍耳子
通利鼻窍

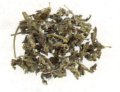

薄荷
疏散风热

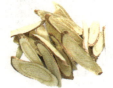

生甘草
清热解毒

按摩方

1 按摩额窦反射区。用掐法掐按30～50次，以局部酸痛为宜。

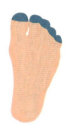

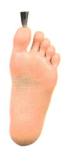

2 按摩鼻反射区。由足跟向足趾方向推按30～50次。

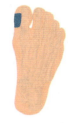

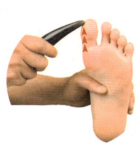

3 按摩肺及支气管反射区。由足外侧向足内侧刮按肺及支气管反射区200次，以局部胀痛为宜。

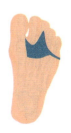

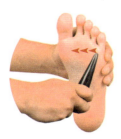

4 按摩头及颈淋巴结反射区。点按20～30次，以局部酸痛为宜。

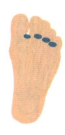

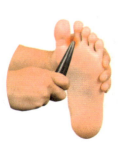

耳鸣、耳痛

耳鸣是听觉功能紊乱的现象，临床表现是多种多样的，有刮风似的呼呼声，有机器响似的隆隆声，有蝉鸣般的唧唧声，或有的似虫鸣、鸟叫、流水声，以及哨声、铃声等。高音耳鸣可使患者烦躁不安，影响工作和睡眠，非常痛苦。而耳痛为一种常见症状，可分为耳源性耳痛、反射性耳痛及神经性耳痛三种，就耳朵本身的病变而言，最常见的原因是耳部炎症。足疗可清热降浊、补益肾气、调和脾胃，从而辅助该病的治疗。

足浴方

取白芍、牛膝、葛根各 60 克，天麻、钩藤各 30 克，柴胡、半夏、石菖蒲各 15 克，一同放入锅中，加适量清水，浸泡 20 分钟，煎数沸，取药液与 1500 毫升热水同入浴盆中，待温度适宜时浸泡双足 15 分钟。

> 主治肝气郁结、风痰上扰型耳鸣。

药材功效逐个说

白芍
柔肝止鸣

牛膝
滋补肝肾

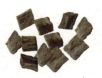

葛根
解肌祛风

天麻
祛风通络

钩藤
清热平肝

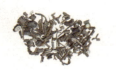

柴胡
疏肝理气

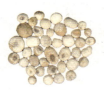

半夏
燥湿化痰

石菖蒲
开窍豁痰

按摩方

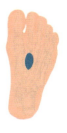

1　按摩肾反射区。用单食指叩拳法顶压或按摩棒点按30～50次，以局部酸痛为宜。

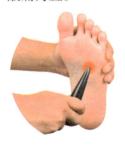

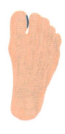

2　按摩三叉神经反射区。用按摩棒由足趾向足跟方向推按30～50次。

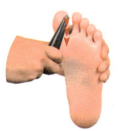

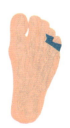

3　按摩耳反射区。用拇指指腹或按摩棒按压30～50次，以局部酸痛为宜。

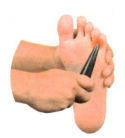

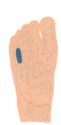

4　按摩内耳迷路反射区。用拇指指腹按揉30～50次，以局部酸痛为宜。

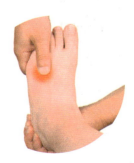

近视

　　近视是屈光不正的一种，是指远处的物体不能在视网膜会聚，而在视网膜之前形成焦点，导致远方的物体模糊不清的疾病。中医认为，眼睛过度疲劳是出现本病的主要原因，一般从疏风清热、调肝养血、益肾滋阴、健脾益气、助阳活血入手治疗近视。足疗能缓解眼部不适，有效预防近视。

足浴方

　　取枸杞子、甘菊花各 20 克，当归、熟地黄各 9 克，一同放入锅中，加适量清水，浸泡 20 分钟，煎数沸，取药液与 1500 毫升热水同入浴盆中，趁热熏蒸眼部，待温度适宜时再浸泡双足 30 分钟。

> 滋阴明目，清肝养血，用于肝肾阴虚、肝火旺盛引起的近视。

药材功效逐个说

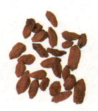

枸杞子
益精明目

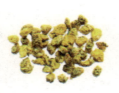

甘菊花
养肝明目

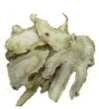

当归
补血活血

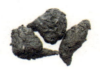

熟地黄
补血滋阴

按摩方

1 按摩肾上腺反射区。用单食指叩拳法顶压或按摩棒点按30～50次，以局部酸痛为宜。

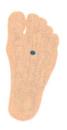
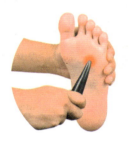

2 按摩眼反射区。用拇指指腹或按摩棒按压30～50次，以局部酸痛为宜。

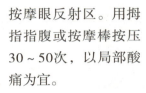
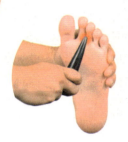

3 按摩脾反射区。点按30～50次，以局部酸痛为宜。

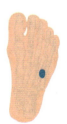
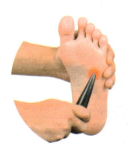

4 按摩肝反射区。由足跟向足趾方向推按30～50次，以局部酸痛为宜。

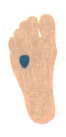
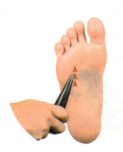

三叉神经痛

三叉神经痛属于中医"头风""面痛"等病证范畴。临床表现为三叉神经分布区域内阵发性、反复发作的剧烈疼痛，多见于中老年患者。中医认为，三叉神经痛是因五脏功能失调，内有肝火旺盛、肾虚、脾胃不和，加之外感风邪，湿热侵袭，致使三阳经筋受邪，气血不畅，经络不通，不通则痛。足疗能够解痉止痛、通经活络，减轻患者的痛苦。

足浴方

取生石膏 24 克，葛根 18 克，赤芍、钩藤、苍耳子、柴胡各 12 克，薄荷、甘草各 9 克，一同放入锅中，加适量清水，浸泡 20 分钟，煎数沸，取药液与 3000 毫升热水同入浴盆中，待温度适宜时浸泡双足 30 分钟，每晚 1 次。

> 祛风止痉，通络止痛，主治三叉神经痛。

药材功效逐个说

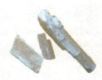

生石膏
清热泻火

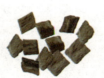

葛根
通经活络

赤芍
散瘀止痛

钩藤
清热平肝

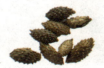

苍耳子
祛风止痛

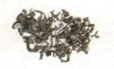

柴胡
疏肝解郁

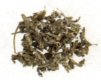

薄荷
疏肝行气

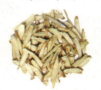

甘草
清热解毒

按摩三叉神经反射区。用按摩棒由足趾向足跟方向推按30~50次。

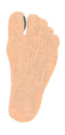

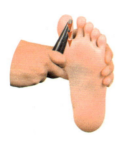

按摩大脑（头）反射区。用掐法掐按大脑反射区2~5分钟，以局部酸痛为宜。

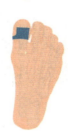

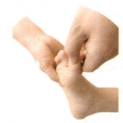

按摩颈项反射区。用按摩棒沿足趾根部，向内侧推按30~50次。

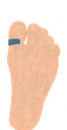

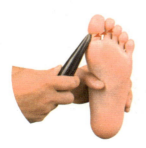

按摩头及颈淋巴结反射区。点按20~30次，以局部酸痛为宜。

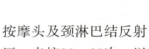

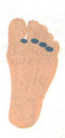

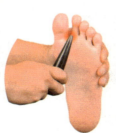

面瘫

面瘫即面神经麻痹。中医称为"口眼㖞斜"，春、秋两季发病较高。可发生于任何年龄，而多数患者为 20 ～ 40 岁，男性略多。导致面瘫的原因很多，中医认为多由脉络空虚，风寒之邪乘虚侵袭阳明、少阳脉络，导致经络受阻所致。

足浴方

取黄芪 30 克，蝉蜕、白芷、炒地龙各 15 克，全蝎、防风、川芎各 10 克，附子 6 克，一同放入锅中，加适量清水，浸泡 20 分钟，煎数沸，取药液与 3000 毫升热水同入浴盆中，待温度适宜时浸泡双足 30 分钟，每晚 1 次。

> 祛风散寒，益气通络，主治面瘫。

药材功效逐个说

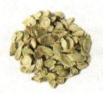

黄芪
补气固表

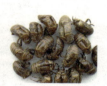

蝉蜕
祛风解痉

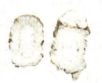

白芷
祛风止痛

炒地龙
通经活络

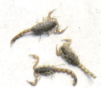

全蝎
通络止痛

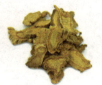

防风
祛风止痉

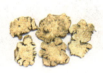

川芎
祛风止痛

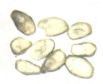

附子
散寒止痛

按摩方

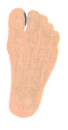

1 按摩三叉神经反射区。用按摩棒由足趾向足跟方向推按30~50次。

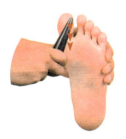

2 按摩大脑（头）反射区。用掐法掐按大脑反射区2~5分钟，以局部酸痛为宜。

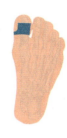

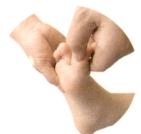

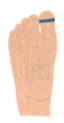

3 按摩上颌反射区。由足外侧向足内侧推按30~50次，以局部酸痛为宜。

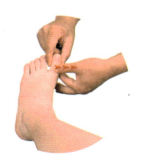

4 按摩口腔、舌反射区。用拇指指腹或按摩棒点按30~50次，以局部酸痛为宜。

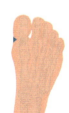

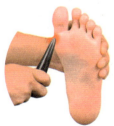

咽炎

咽炎，中医称为"喉痹"，是咽部黏膜及黏膜下组织的炎症，多伴上呼吸道感染而发病。根据病程的长短和病理性质的不同，咽炎可分为急性咽炎、慢性咽炎两类。中医认为，此病多因肺肾亏损、虚火上炎、风热毒邪从口鼻直袭咽部所致。足疗可辅助滋阴补肺、排毒泻火，从而治疗疾病。

足浴方

取吴茱萸 60 克，白芷 20 克，小茴香 10 克，一同放入锅中，加适量清水，浸泡 20 分钟，煎数沸，取药液与 3000 毫升热水同入浴盆中，待温度适宜时浸泡双足 30 分钟，每日早、晚各足浴 1 次，7 日为 1 个疗程。

清热利湿，引热下行，适用于久治不愈的慢性咽炎。

药材功效逐个说

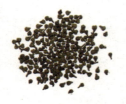

吴茱萸
引火下行

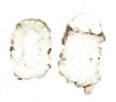

白芷
消肿止痛

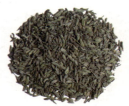

小茴香
清热泻火

1 按摩肺及支气管反射区。由足外侧向足内侧推按30～50次，以局部酸痛为宜。

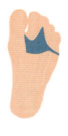

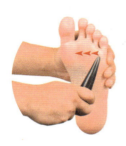

2 按摩扁桃体反射区。用掐法掐按30～50次，以局部酸痛为宜。

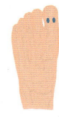

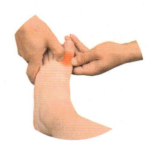

3 按摩口腔、舌反射区。用拇指指腹或按摩棒点按30～50次，以局部酸痛为宜。

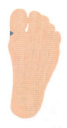

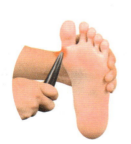

4 按摩上身淋巴结反射区。用拇指指腹按压30～50次，以局部酸痛为宜。

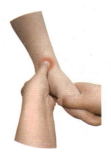

落枕

落枕又称失枕，即颈部伤筋，是以急性、单纯性颈项强痛、活动障碍为主的疾病。本病多与睡眠姿势不良，或感受风寒湿邪，或颈部负重、过度扭转等因素有关。

足浴方

取葛根 120 克，羌活 30 克，川芎、防风、桂枝各 15 克，细辛 6 克，一同放入锅中，加适量清水，浸泡 20 分钟，煎数沸，取药液与 3000 毫升热水同入浴盆中，待温度适宜时浸泡双足 30 分钟。

> 祛风散寒，通络止痛，适用于落枕。

药材功效逐个说

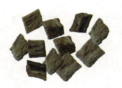

葛根
通经活络

羌活
祛风止痛

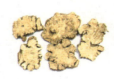

川芎
活血止痛

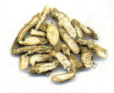

防风
祛风止痉

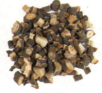

桂枝
温通经脉

细辛
祛风止痛

按摩方

1 按摩头及颈淋巴结反射区。点按20～30次，以局部酸痛为宜。

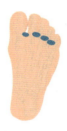

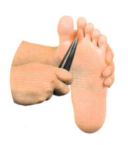

2 按摩颈项反射区。用按摩棒沿足趾根部，向内侧推按30～50次。

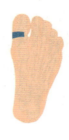

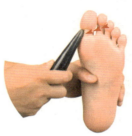

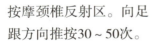

3 按摩颈椎反射区。向足跟方向推按30～50次。

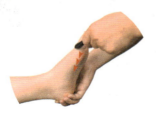

4 按摩肩关节反射区。用拇指指腹由足趾向足跟方向推按30～50次。

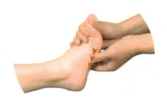

颈椎病

颈椎病是由于颈部长期劳损，颈椎及其周围软组织发生病理性改变或骨质增生等，导致颈神经根、颈部脊髓、椎动脉及交感神经受到压迫或刺激而引起的一组复杂的症候群。属于中医"痹症"的范畴。足疗可以促进全身的血液循环和新陈代谢，对各种颈椎病都有辅助治疗作用。

足浴方

取辣椒 60 克，鸡血藤 30 克，天麻 20 克，一同放入锅中，加适量清水，煮沸去渣取汁，加入白酒 50 毫升，倒入泡浴盆中。先熏洗，待温度适宜时浸泡双足 30 分钟，每日 1 次，每次 1 剂，连续用 10 日。

> 祛风散寒，舒筋通络，适用于颈椎病。

药材功效逐个说

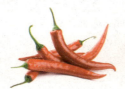 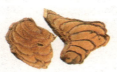 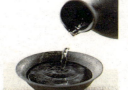

辣椒	鸡血藤	天麻	白酒
温中散寒	舒筋活络	祛风通络	活血化瘀

1 按摩颈项反射区。用按摩棒沿足趾根部，向内侧推按30~50次。

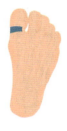

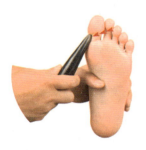

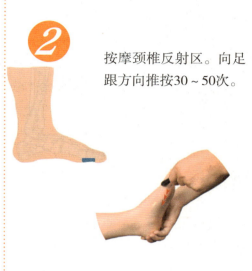

2 按摩颈椎反射区。向足跟方向推按30~50次。

3 按摩斜方肌反射区。由外向内推按30~50次，以局部酸痛为宜。

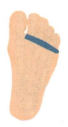

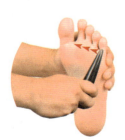

4 按摩口腔、舌反射区。用拇指指腹或按摩棒点按30~50次，以局部酸痛为宜。

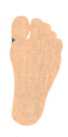

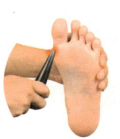

肩周炎

肩周炎又称漏肩风、五十肩、冻结肩，是以肩关节疼痛和活动不便为主要症状的常见疾病。中医认为，肩周炎的发病与气血不足、外感风寒湿邪及闪挫劳伤有关，肩周筋脉不畅，致使气血不通而痛，遂生骨痹。足疗可改善患部的血液循环，加速渗出物的吸收，起到通络止痛的作用。

足浴方

取炒地龙、红花、威灵仙、桃仁各50克，五加皮、防己各20克，一同放入锅中，加适量清水，浸泡20分钟，煎数沸，取药液倒入浴盆中，先熏蒸，待温度适宜时浸泡双足30分钟，每日2次，5日为1个疗程。

> 舒筋通络，祛瘀止痛，滑利关节，适用于肩周炎。

药材功效逐个说

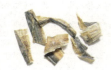

炒地龙
通经活络

红花
活血通经

威灵仙
通络止痛

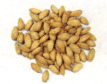

桃仁
活血祛瘀

五加皮
祛风除湿

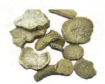

防己
祛风止痛

按摩方

按摩颈项反射区。用按摩棒沿趾根部,向内侧推按30~50次。

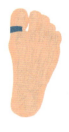
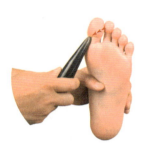

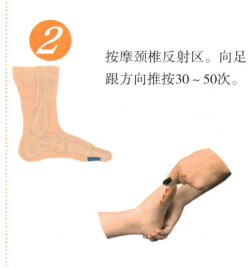

按摩颈椎反射区。向足跟方向推按30~50次。

按摩肩关节反射区。用拇指指腹由足趾向足跟方向推按30~50次。

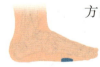
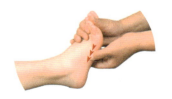

按摩肩胛部反射区。由足趾向足踝方向推按20~30次,以局部酸痛为宜。

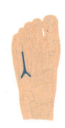
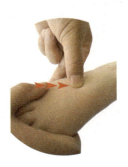

腰背痛

俗话说"腰背疼痛最难当，起步艰难步失常"。腰背疼痛影响之大由此可见一斑。腰背痛是生活中常见的症状，多由肌肉、骨骼、内脏疾病等引起；涉及内科、外科、神经科、妇科等。足疗能调整机体气血阴阳，疏通气血、活血化瘀、消肿止痛，还可解除局部肌肉痉挛，促进局部血液循环，改善皮肤及肌肉的血液供应。

足浴方

取白术、茯苓各 50 克，肉桂 30 克，甘草 15 克，一同放入锅中，加适量清水，浸泡 20 分钟，煎数沸，取药液与 3000 毫升热水同入浴盆中，待温度适宜时浸泡双足 30 分钟。

通阳利湿，适用于寒湿凝滞腰部脉络引起的腰背痛。

药材功效逐个说

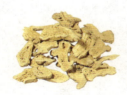
白术
燥湿利水

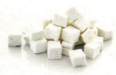
茯苓
健脾化湿

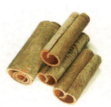
肉桂
温肾暖阳

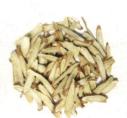
甘草
缓急止痛

按摩方

按摩腹腔神经丛反射区。用拇指指腹或按摩棒点按10~20次，以局部酸痛为宜。

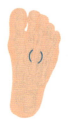

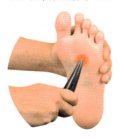

按摩腰椎反射区。向足跟方向推按30~50次。

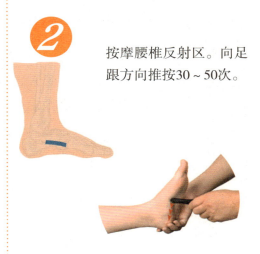

按摩髋关节反射区。用拇指指腹沿内、外踝下缘向后推按30~50次，以局部酸痛为宜。

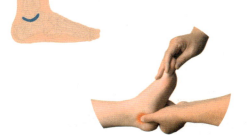

按摩坐骨神经反射区。用拇指指腹向下、向上推按20~30次。

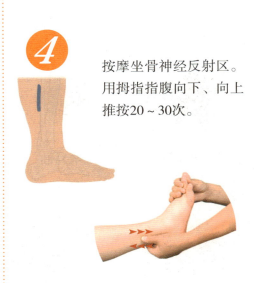

急性腰扭伤

急性腰扭伤亦称"闪腰"，患者伤后腰部活动受限，不能挺直，俯、仰、扭转感到困难，咳嗽、喷嚏、大小便时疼痛加剧。腰肌扭伤后，一侧或两侧当即发生疼痛；有时可以受伤后半天或隔夜才出现疼痛，腰部活动不利，静止时疼痛稍轻、活动或咳嗽时疼痛较甚。足浴足疗的目的在于行气活血、舒筋通络、解痉止痛。

足浴方

取伸筋草、威灵仙、防风、当归、红花各30克，肉桂、乳香、没药各15克，一同加入锅中，加适量清水，浸泡20分钟，煎数沸，取药液与3000毫升开水同入浴盆中，待温度适宜时浸泡双足30分钟。

> 行气活血，舒筋通络，解痉止痛，适用于急性腰扭伤。

药材功效逐个说

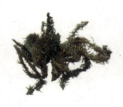

伸筋草
舒筋活络

威灵仙
通络止痛

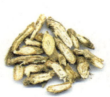

防风
胜湿止痛

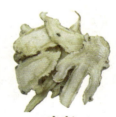

当归
补血活血

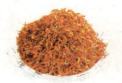

红花
活血通经

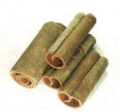

肉桂
温通经脉

乳香
活血止痛

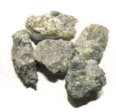

没药
散瘀定痛

按摩方

1 按摩腰椎反射区。向足跟方向推按30～50次。

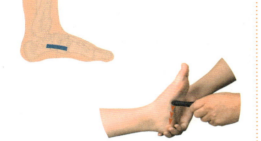

2 按摩髋关节反射区。用拇指指腹沿内、外踝下缘向后推按30～50次，以局部酸痛为宜。

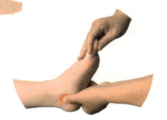

3 按摩坐骨神经反射区。用拇指指腹向下、向上推按20～30次。

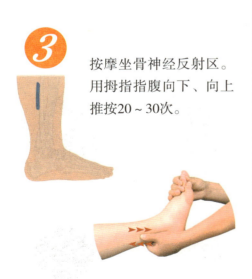

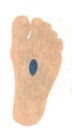

4 按摩肾反射区。用单食指叩拳法顶压或按摩棒点按30～50次，以局部酸痛为宜。

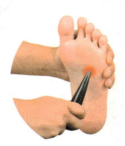

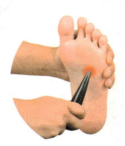

149

腰椎骨质增生

腰椎骨质增生是骨质增生常见症状之一，患者早期表现为腰部酸痛、行动不便等，严重者则出现关节活动受限、剧烈疼痛、活动比较困难并伴有放射痛。中医认为，腰椎骨质增生属于"闭证"范畴，可阻滞经络。足疗可使患者局部与全身气血流通，起到调节机体整体功能的作用，其治疗原则为温经通络，活血散瘀，舒筋止痛，补肾健腰。

足浴方

取威灵仙 60 克，乌梅、石菖蒲各 30 克，艾叶、独活、羌活各 20 克，红花 15 克，醋 500 克，先将前 7 味用醋浸泡 20 分钟，再加水 2500 毫升，煎数沸，取药液倒入浴盆中，待温度适宜时浸泡双足 30 分钟，每日 1 次，1 剂药可反复使用 8 次。

散瘀止痛，适用于骨质增生。

药材功效逐个说

威灵仙
祛风通络

乌梅
活血化瘀

石菖蒲
通利关节

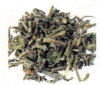

艾叶
温经止痛

独活
通痹止痛

羌活
祛风除湿

红花
活血通经

醋
活血化瘀

150

按摩方

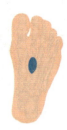

按摩肾反射区。用单食指叩拳法顶压或按摩棒点按30~50次，以局部酸痛为宜。

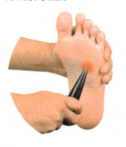

按摩骶骨反射区。用刮压法刮压骶骨反射区30~50次，以局部酸痛为宜。

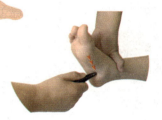

按摩髋关节反射区。用拇指指腹沿内、外踝下缘向后推按30~50次，以局部酸痛为宜。

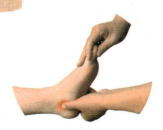

按摩坐骨神经反射区。用拇指指腹向下、向上推按20~30次。

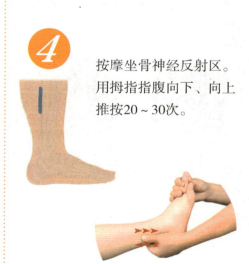

膝关节痛

膝关节病变、受寒冷刺激、扭伤、走路习惯不良等，都会引起膝关节疼痛。足疗能通经活络、促进血液循环、改善膝关节功能，缓解疼痛。

足浴方

取木瓜、黄芩、五加皮、千年健各30克，一同放入锅中，加适量清水，浸泡20分钟，煎数沸，取药液倒入浴盆中，先熏蒸，待温度适宜时浸泡双足30分钟。

疏通经络，促进血液循环，有效缓解膝关节疼痛的症状。

药材功效逐个说

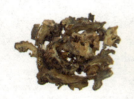

木瓜
舒筋活络

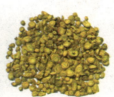

黄芩
清热燥湿

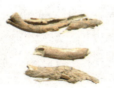

五加皮
祛风除湿

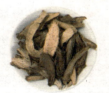

千年健
止痛消肿

按摩股部反射区。用按摩棒向足趾方向推按30～50次。

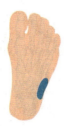

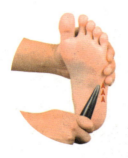

按摩外尾骨反射区。用拇指指腹向下推按30～50次，以局部酸痛为宜。

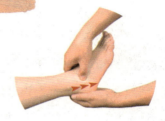

按摩坐骨神经反射区。用拇指指腹向下、向上推按20～30次。

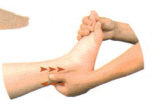

按摩膝关节反射区。用单食指叩拳法顶压30～50次，以局部酸痛为宜。

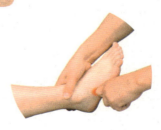

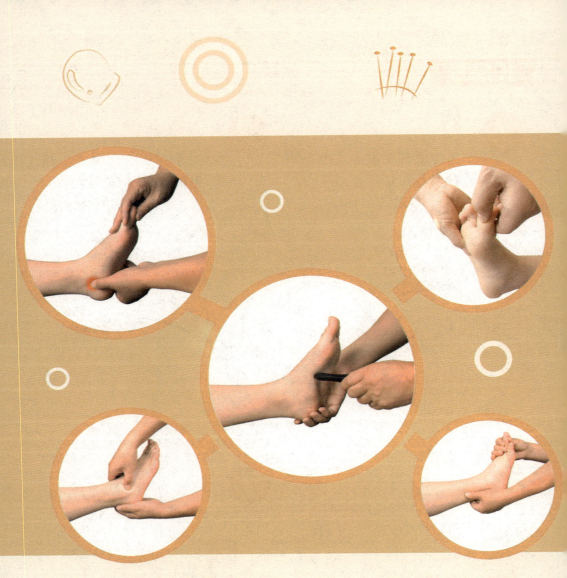

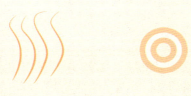

中药

第六章

足疗调养
慢性病

风　　寒　　暑　　湿

坐骨神经痛

坐骨神经痛是由坐骨神经周围组织受压迫，或其本身的病变引起的，沿坐骨神经通路发生的疼痛症候群。主要症状为坐骨神经分布的臀部、下肢后侧及外侧、足背外侧出现放射性疼痛，多见于单侧病变，打喷嚏或大便时疼痛感会加重。足疗可有效缓解其疼痛。

足浴方

取牛膝、川芎各 15 克，制川乌、制草乌、制乳香、制没药各 10 克，细辛、甘草各 6 克，一同放入锅中，加适量清水，浸泡 20 分钟，煎数沸，取药液倒入浴盆中，先熏蒸，待温度适宜时浸泡双足 30 分钟。

散寒除湿，通痹止痛，对风寒湿邪凝滞、经络瘀阻造成的坐骨神经痛有较好的疗效。

药材功效逐个说

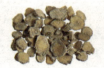
牛膝
逐瘀通经

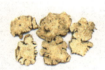
川芎
祛风止痛

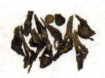
制川乌
祛风除湿

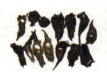
制草乌
温经止痛

制乳香
活血止痛

制没药
散瘀定痛

细辛
祛风止痛

甘草
缓急止痛

按摩方

1 按摩腰椎反射区。向足跟方向推按30~50次。

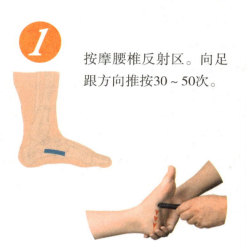

2 按摩髋关节反射区。用拇指指腹沿内、外踝下缘向后推按30~50次，以局部酸痛为宜。

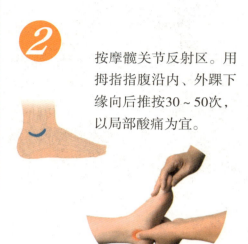

3 按摩坐骨神经反射区。用拇指指腹向下、向上推按20~30次。

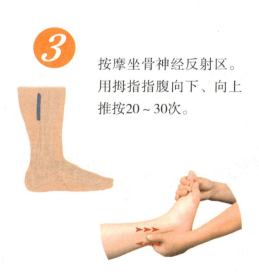

4 按摩外尾骨反射区。用拇指指腹向下推按30~50次，以局部酸痛为宜。

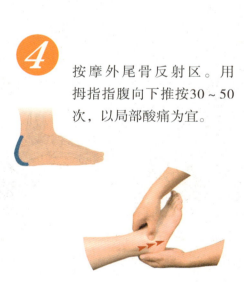

冠心病

冠心病是冠状动脉粥样硬化性心脏病的简称，临床以心绞痛、心肌梗死、心律不齐、心力衰竭、心脏扩大等症状为主。本病属中医"胸痛""胸痹"范畴，病位在心，与脾、肾亦有密切关系。足疗可活血温经，改善血液循环，同时兼具健脾温肾的作用，因此，对冠心病有一定的疗效。

足浴方

取薤白 60 克，丹参 30 克，川芎 15 克，一同放入锅中，加适量清水，浸泡 20 分钟，煎煮 10 ~ 20 分钟，去渣取汁，和 2000 毫升热水同入浴盆中，先熏洗，待温度适宜时浸泡双足 15 ~ 20 分钟，每晚 1 次，10 日为 1 个疗程。

> 温通心阳，活血化瘀，适用于心阳不振型冠心病。

药材功效逐个说

薤白
通阳散结

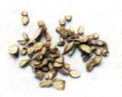

丹参
活血祛瘀

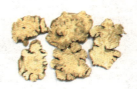

川芎
活血行气

按摩方

1 按摩额窦反射区。用掐法掐按30~50次，以局部酸痛为宜。

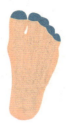
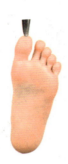

2 按摩大脑（头）反射区。用掐法掐按大脑反射区2~5分钟，以局部酸痛为宜。

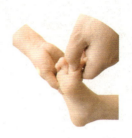

3 按摩心反射区。用拇指指腹推压或按摩棒点按30~50次，以局部酸痛为宜。

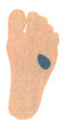
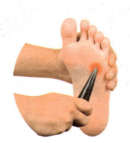

4 按摩小肠反射区。用单食指叩拳法顶压或按摩棒点按30~50次，以局部酸痛为宜。

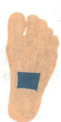
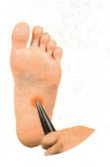

心律失常

心律失常是指由心脏自律性异常、激动的传导障碍，或两者兼而有之所造成的正常节律或速率的失调。属中医"惊悸""怔忡"等范畴。其基本病机为因痰浊、瘀血、气滞等使气机逆乱致心神不安，或因气、血、阴、阳之虚损致心失养。

足浴方

取桂枝、丹参、赤芍、红花各 50 克，一同放入锅中，加适量清水，浸泡 20 分钟，煎煮 10 ~ 20 分钟，去渣取汁，和 2000 毫升热水同入浴盆中，先熏洗，待温度适宜时浸泡双足 15 ~ 20 分钟，每晚 1 次，10 日为 1 个疗程。

> 温阳益气，化瘀通脉，适用于阳虚血瘀所致的心律失常。

药材功效逐个说

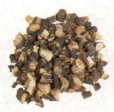 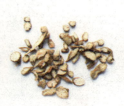 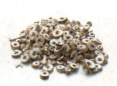 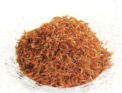

桂枝	丹参	赤芍	红花
助阳化气	活血祛瘀	活血散瘀	活血通经

1 按摩额窦反射区。用掐法掐按30～50次，以局部酸痛为宜。

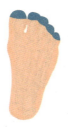

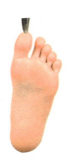

2 按摩三叉神经反射区。用按摩棒由足趾向足跟方向推按30～50次。

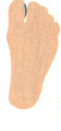

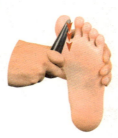

3 按摩大脑（头）反射区。用掐法掐按大脑反射区2～5分钟，以局部酸痛为宜。

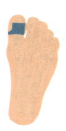

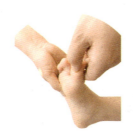

4 按摩心反射区。用拇指指腹推压或按摩棒点按30～50次，以局部酸痛为宜。

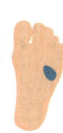

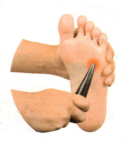

糖尿病

　　糖尿病是一种由遗传因素和环境共同导致的全身慢性代谢性疾病。其基本病理为分泌的胰岛素相对或绝对不足，而导致糖、脂肪和蛋白质代谢的紊乱。其典型症状可概括为"三多一少"，即多尿、多饮、多食及体重减少。在中医看来，糖尿病由素体阴虚、先天禀赋不足、饮食不节、过食肥甘、情志失调、劳欲过度等造成。足疗可强大正气、调整脏腑、平衡阴阳、补虚除邪，对于糖尿病的防治起到较好的辅助治疗作用。

足浴方

　　取桂枝、丹参、赤芍、红花各 50 克，牛膝 30 克，一同放入锅中，加适量清水，浸泡 20 分钟，煎煮 10～20 分钟，去渣取汁，和 2000 毫升热水同入浴盆中，先熏洗，待温度适宜时浸泡双足 15～20 分钟，每晚 1 次。

> 活血，益气，化瘀，适用于血瘀型糖尿病。

药材功效逐个说

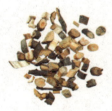

桂枝
助阳化气

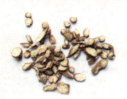

丹参
活血祛瘀

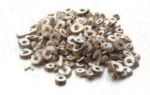

赤芍
活血散瘀

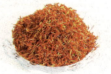

红花
活血痛经

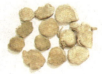

牛膝
逐瘀通经

按摩肾反射区。用单食指叩拳法顶压或按摩棒点按30~50次，以局部酸痛为宜。

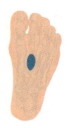

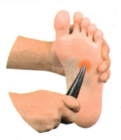

按摩脾反射区。点按30~50次，以局部酸痛为宜。

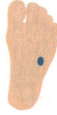

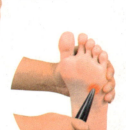

按摩胃反射区。由足内侧向足外侧方向推按30~50次，以局部酸痛为宜。

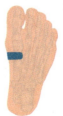

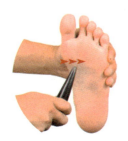

按摩胰腺反射区。用单食指叩拳法顶压30~50次，以局部酸痛为宜。

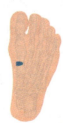

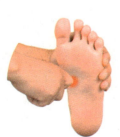

高血压

　　成年人收缩压在140毫米汞柱以上，和（或）舒张压在90毫米汞柱以上，排除继发性高血压，并伴有头痛、头晕、耳鸣、健忘、失眠、心悸等症状的，即可确诊为高血压病。中医认为，高血压病与肾、肝密切相关，足疗可以调和气血，疏通经络，而达到降压的效果。

足浴方

　　取牛膝、钩藤各30克，一同放入锅中，加适量清水，浸泡20分钟，煎煮10～20分钟，去渣取汁，和2000毫升热水同入浴盆中，先熏洗，待温度适宜时浸泡双足30～40分钟。早、晚各1次，每日1剂。以不适症状减轻或消失为1个疗程，连续1～2个疗程。

平肝潜阳，引热下行，适用于肝阳上亢型高血压。

药材功效逐个说

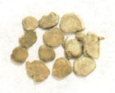

牛膝
逐瘀通经

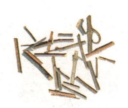

钩藤
清热平肝

按摩方

1 按摩小脑及脑干反射区。用拇指指腹或按摩棒由足趾向足跟方向推按30~50次。

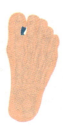

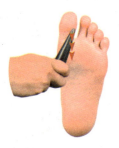

2 按摩肝反射区。由足跟向足趾方向推按30~50次，以局部酸痛为宜。

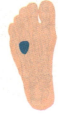

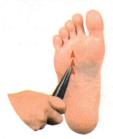

3 按摩腹腔神经丛反射区。用拇指指腹或按摩棒点按10~20次，以局部酸痛为宜。

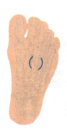

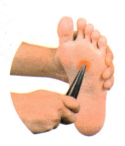

4 按摩内耳迷路反射区。用拇指指腹按揉30~50次，以局部酸痛为宜。

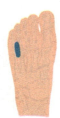

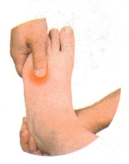

低血压

低血压是指收缩压低于90毫米汞柱，舒张压低于60毫米汞柱。患者常常表现出头晕、耳鸣、目眩、疲倦、四肢酸软无力、食欲减退、足凉、自汗、盗汗等症状。中医认为，造成低血压的原因是脾肾两亏、气血不足、清阳不升、血不上荣、髓海空虚，治疗时应以补肾益精、补益气血为原则。

足浴方

取桂枝、川芎各25克，锁阳15克，一同放入锅中，加适量清水，浸泡20分钟，煎煮10～20分钟，去渣取汁，和2000毫升热水同入浴盆中，先熏洗，待温度适宜时浸泡双足。每日2次，每次40分钟，20日为1个疗程。

温肾壮阳，散寒升压，可治各种类型的低血压，对肾阳虚弱者特别适宜。

药材功效逐个说

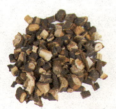

桂枝
助阳化气

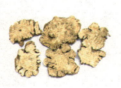

川芎
活血行气

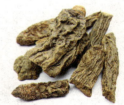

锁阳
温补肾阳

按摩方

按摩心反射区。拇指指腹推压或按摩棒点按30~50次，以局部酸痛为宜。

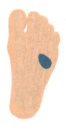

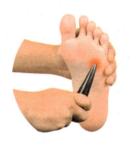

按摩生殖腺反射区。点按30~50次，以局部酸痛为宜。

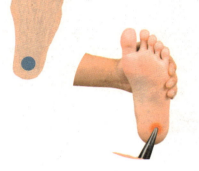

按摩内耳迷路反射区。用拇指指腹按揉30~50次，以局部酸痛为宜。

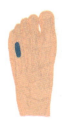

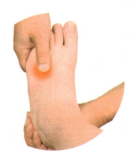

按摩胸（乳房）反射区。用拇指指腹按压30~50次，以局部酸痛为宜。

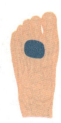

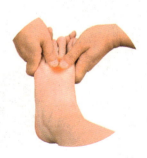

脂肪肝

脂肪肝常见于肥胖、酗酒、糖尿病、急性肝炎恢复期和慢性肝炎活动期患者，由于不适当地增加营养和减少活动使得脂肪堆积，加之肝脏代谢功能受损，过量脂肪在肝内积聚而成。属中医"胁痛""积聚"的范畴，患者常有胁痛、肥胖、肝大的表现，病因病机为湿、痰、食阻滞，化生浊邪，肝胆疏泄失调，血脉瘀阻。足疗能够起到清热利湿、行气活血、化痰降浊、舒肝利胆的作用。

足浴方

取茵陈、泽泻各 20 克，丹参 15 克，黄芩、山楂各 12 克，一同放入锅中，加适量清水，浸泡 20 分钟，煎煮 10 ～ 20 分钟，去渣取汁，和 2000 毫升热水同入浴盆中，先熏洗，待温度适宜时浸泡双足 15 ～ 20 分钟，每晚 1 次。

> 消瘀，祛湿，化积，适用于脂肪肝。

药材功效逐个说

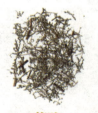

茵陈
清热利湿

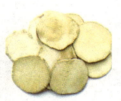

泽泻
化浊降脂

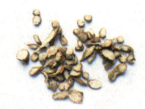

丹参
活血祛瘀

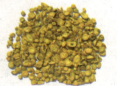

黄芩
清热燥湿

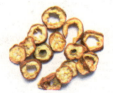

山楂
化浊降脂

按摩方

 按摩十二指肠反射区。由足趾向足跟斜下方推按30～50次，以局部酸痛为宜。

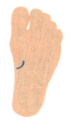
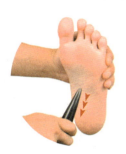

 按摩肝反射区。由足跟向足趾方向推按30～50次，以局部酸痛为宜。

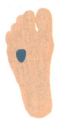
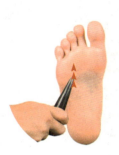

 按摩胆囊反射区。用单食指叩拳法顶压或按摩棒点按30～50次，以局部酸痛为宜。

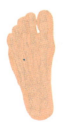
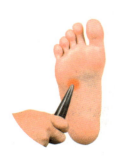

 按摩胸部淋巴结反射区。用拇指指腹由足踝向足趾的方向推按30～50次，以局部酸痛为宜。

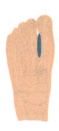
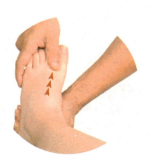

高脂血症

高脂血症指血清总胆固醇和甘油三酯的浓度超过正常值。其病因与过食肥甘、肥胖、精神焦虑紧张、吸烟及遗传因素有关，常继发于糖尿病、动脉粥样硬化、肾病综合征、慢性胰腺炎等病症。

足浴方

取何首乌、金樱子各 25 克，猪苓、泽泻各 20 克，柴胡、郁金各 15 克，制大黄 10 克，甘草 6 克，一同放入锅中，加适量清水，浸泡 20 分钟，煎煮 10 ～ 20 分钟，去渣取汁，和 2000 毫升热水同入浴盆中，先熏洗，待温度适宜时浸泡双足 15 ～ 20 分钟，每晚 1 次。

> 行气活血，化湿，主治高脂血症。

药材功效逐个说

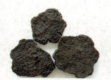

何首乌
化浊降脂

金樱子
降低血脂

猪苓
利水渗湿

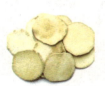

泽泻
化浊降脂

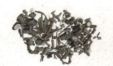

柴胡
升举阳气

郁金
活血行气

制大黄
逐瘀通经

甘草
补脾益气

按摩方

按摩胰腺反射区。用单食指叩拳法顶压30~50次，以局部酸痛为宜。

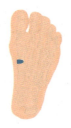

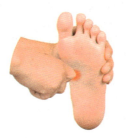

按摩肝反射区。由足跟向足趾方向推按30~50次，以局部酸痛为宜。

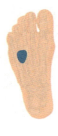

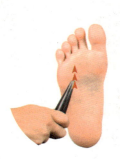

按摩胆囊反射区。用单食指叩拳法顶压或按摩棒点按30~50次，以局部酸痛为宜。

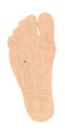

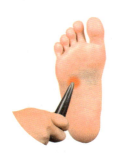

按摩内耳迷路反射区。用拇指指腹按揉30~50次，以局部酸痛为宜。

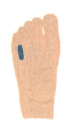

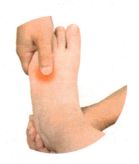

动脉硬化

动脉硬化是动脉的一种非炎症性血管病变。往往随着年龄的增长而出现，通常是在青少年时期发生，至中老年时期加重、发病，在血管病变过程中，动脉管内壁开始增厚、变硬，失去弹性，管腔变狭小。中医认为，此病多由饮食不节、过食肥甘厚味之物，加之脾虚湿盛，痰饮内停，或经常肝郁不舒，气滞血瘀而成。

足浴方

取丹参、桃仁、红花、麻黄、细辛、川芎各30克，一同放入锅中，加适量清水，浸泡20分钟，煎煮10～20分钟，去渣取汁，和2000毫升热水同入浴盆中，先熏洗，待温度适宜时浸泡双足20～30分钟，每日2次。30日为1个疗程，连用1～2个疗程。

> 活血化瘀，改善血液循环，缓解动脉硬化症状。

药材功效逐个说

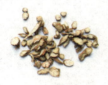

丹参
活血祛瘀

桃仁
活血祛瘀

红花
活血通经

麻黄
活血化瘀

细辛
舒筋活络

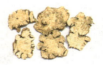

川芎
活血行气

按摩方

1 按摩肾上腺反射区。用单食指叩拳法顶压或按摩棒点按30～50次，以局部酸痛为宜。

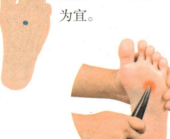

2 按摩大脑（头）反射区。用掐法掐按大脑反射区2～5分钟，以局部酸痛为宜。

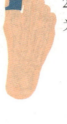
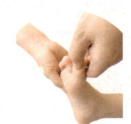

3 按摩心反射区。用拇指指腹推压或按摩棒点按30～50次，以局部酸痛为宜。

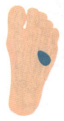
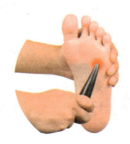

4 按摩输尿管反射区。用单食指叩拳法顶压或用按摩棒由足趾向足跟斜下方推按10～20次，以局部酸痛为宜。

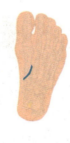
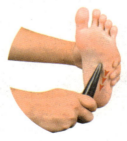

173

脑卒中后遗症

脑卒中后遗症是指急性脑血管病发病后，遗留的以半身不遂、麻木不仁、口眼㖞斜、言语不利为主要表现的症状。恢复期康复治疗对于脑卒中后遗症患者非常重要，功能康复锻炼、针灸、理疗，结合足疗效果更好。

足浴方

取黄芪50克，红花、桃仁、川芎、当归、赤芍、地龙各10克，一同放入锅中，加适量清水，浸泡20分钟，煎煮10～20分钟，去渣取汁，和2000毫升热水同入浴盆中，先熏洗，待温度适宜时浸泡双足20～30分钟，每日2次。

> 益气活血，化瘀通络，适用于气虚血瘀之中风后遗症。

药材功效逐个说

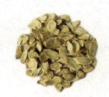

黄芪
益气活血

红花
活血通经

桃仁
活血祛瘀

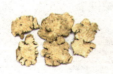

川芎
活血行气

当归
活血通经

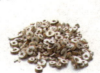

赤芍
散瘀止痛

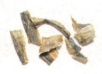

地龙
通经活络

按摩方

按摩额窦反射区。用掐法掐按30~50次，以局部酸痛为宜。

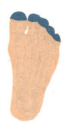

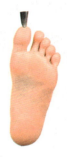

按摩小脑及脑干反射区。用拇指指腹或按摩棒由足趾向足跟方向推按30~50次。

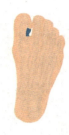

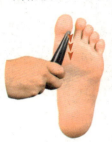

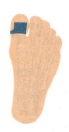

按摩大脑（头）反射区。用掐法掐按大脑反射区2~5分钟，以局部酸痛为宜。

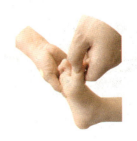

按摩内耳迷路反射区。用拇指指腹按揉30~50次，以局部酸痛为宜。

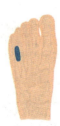

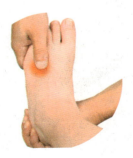

眩晕

眩晕是因机体对空间定位障碍而产生的一种动性或位置性错觉。患者或以倾倒的感觉为主，或感到自身晃动、景物旋转。发作时，患者睁眼时感觉周围物体在旋转，闭眼后感觉自身在旋转，常伴有恶心、呕吐、出冷汗、心率过快或过缓、血压升高或降低，甚至伴有肠蠕动亢进和便意频繁等。中医认为，眩晕多由肝阳上亢、气血亏虚、肾精不足、痰浊中阻所致。足疗可清肝补肾、祛痰止眩。

足浴方

取夏枯草 30 克，钩藤、菊花各 20 克，桑叶 15 克，一同放入锅中，加适量清水，浸泡 20 分钟，煎煮 10 ~ 20 分钟，去渣取汁，和 2000 毫升热水同入浴盆中，先熏洗，待温度适宜时浸泡双足 20 ~ 30 分钟，每晚 1 次。

> 清热泻火，平肝潜阳，适用于肝火上炎型眩晕患者。

药材功效逐个说

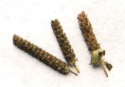

夏枯草
清肝泻火

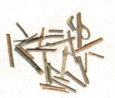

钩藤
清热平肝

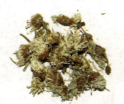

菊花
平肝明目

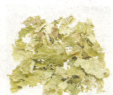

桑叶
清肝明目

按摩方

1 按摩小脑及脑干反射区。用拇指指腹或按摩棒由足趾向足跟方向推按30~50次。

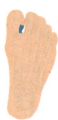

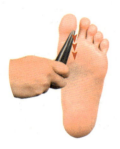

2 按摩三叉神经反射区。用按摩棒由足趾向足跟方向推按30~50次。

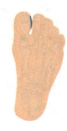

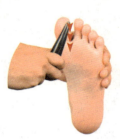

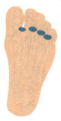

3 按摩头及颈淋巴结反射区。掐按20~30次，以局部酸痛为宜。

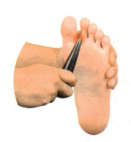

4 按摩内耳迷路反射区。用拇指指腹按揉30~50次，以局部酸痛为宜。

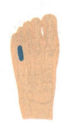

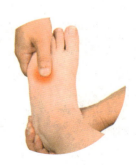

老年性白内障

老年性白内障是指中老年人晶状体逐渐发生变性混浊，致视力下降，甚至失明的眼病。中医认为，该病的发生多因年老体衰，肝肾亏虚，精血不足，或脾虚失运，精气不能上荣于目所致。

足浴方

取熟地黄、山茱萸、牡丹皮、山药、茯苓、泽泻各 20 克，枸杞子、菊花各 10 克，一同放入锅中，加适量清水，浸泡 20 分钟，煎煮 10 ~ 20 分钟，去渣取汁，和 2000 毫升热水同入浴盆中，先熏洗，待温度适宜时浸泡双足 20 ~ 30 分钟，每晚 1 次。

> 滋肾养肝，可用于缓解肝肾阴亏导致的白内障症状。

药材功效逐个说

熟地黄
补血滋阴

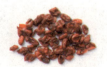

山茱萸
补益肝肾

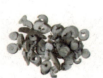

牡丹皮
活血化瘀

山药
补脾益肾

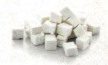

茯苓
健脾化湿

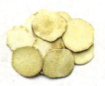

泽泻
利水渗湿

枸杞子
益精明目

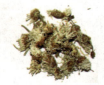

菊花
清肝明目

按摩方

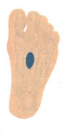

1 按摩肾反射区。用单食指叩拳法顶压或按摩棒点按30～50次，以局部酸痛为宜。

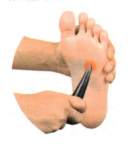

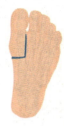

2 按摩甲状腺反射区。由足跟向足趾方向推按30～50次，以局部酸痛为宜。

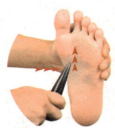

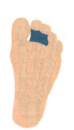

3 按摩眼反射区。用拇指指腹或按摩棒按压30～50次，以局部酸痛为宜。

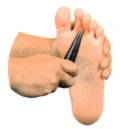

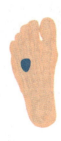

4 按摩肝反射区。由足跟向足趾方向推按30～50次，以局部酸痛为宜。

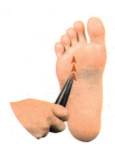

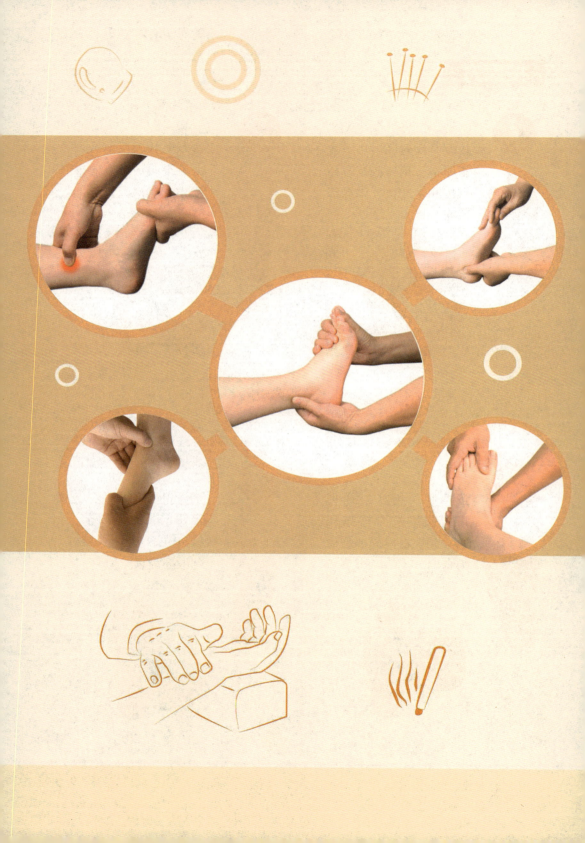

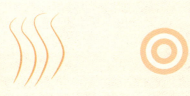

第七章

足疗缓解妇科病症

风　寒　暑　湿

月经不调

月经不调是指月经的周期、颜色、经量、质地等发生异常的一种妇科常见疾病。临床表现为月经时间提前或延后、量或多或少、颜色或鲜红或淡红、经质或清稀或赤稠，并伴有头晕、心跳加快、心胸烦闷，易怒、睡眠质量差、小腹胀满、腰酸腰痛、精神疲倦等症状。中医认为，月经不调是由血热、肾气亏虚、气血虚弱等原因所致。患者由体质虚弱、内分泌失调而致病，足疗可以调节气血，滋养肝肾，对治疗有积极的作用。

足浴方

取艾叶 50 克，红花 10 朵，盐 10 克，一同放入锅中，加适量清水，浸泡 20 分钟，煎煮 10 ~ 20 分钟，去渣取汁，和 2000 毫升热水同入浴盆中，先熏洗，待温度适宜时浸泡双足 15 ~ 20 分钟，每晚 1 次。

> 温经散寒，活血通络，适用于虚寒兼有血瘀型的月经不调。

药材功效逐个说

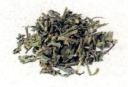

艾叶
温经止血

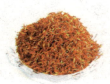

红花
活血通经

盐
温经散寒

按摩方

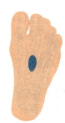
按摩肾反射区。用单食指叩拳法顶压或按摩棒点按30～50次，以局部酸痛为宜。
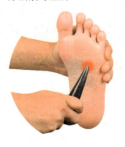

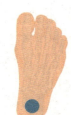
按摩生殖腺反射区。点按30～50次，以局部酸痛为宜。
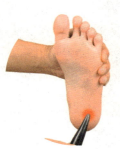

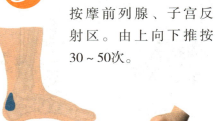
按摩前列腺、子宫反射区。由上向下推按30～50次。

按摩下腹部反射区。向上推按为补，向下推按为泻，20～30次。
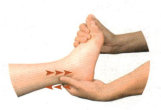

痛经

痛经也称行经腹痛，是指妇女在行经前后或正值行经期间，小腹及腰部疼痛，甚至剧痛难忍，常伴有面色苍白，头面冷汗淋漓，手足厥冷，泛恶呕吐，并随着月经周期而发作。中医认为，痛经主要病机在于邪气内伏，经血亏虚，导致胞宫的气血运行不畅，"不通则痛"；或胞宫失于濡养，"不荣则痛"，因此导致痛经。足疗对原发性痛经治疗效果较好。

足浴方

取蒲黄、五灵脂、香附、延胡索、当归各 20 克，赤芍 15 克，桃仁、没药各 10 克，一同放入锅中，加适量清水，浸泡 20 分钟，煎煮 10 ~ 20 分钟，去渣取汁，和 2000 毫升热水同入浴盆中，先熏洗，待温度适宜时浸泡双足 15 ~ 20 分钟。

> 温经散寒止痛，适用于寒湿凝滞型原发性痛经。

药材功效逐个说

蒲黄
止血化瘀

五灵脂
化瘀止痛

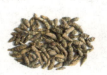
香附
调经止痛

延胡索
行气止痛

当归
调经止痛

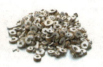
赤芍
散瘀止痛

桃仁
活血祛瘀

没药
散瘀定痛

按摩方

按摩生殖腺反射区。点按30~50次，以局部酸痛为宜。

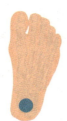

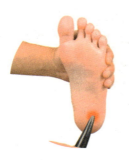

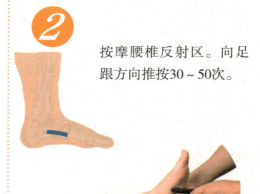

按摩腰椎反射区。向足跟方向推按30~50次。

按摩前列腺、子宫反射区。由上向下推按30~50次。

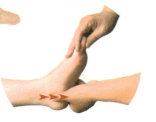

按摩下腹部反射区。向上推按为补，向下推按为泻，20~30次。

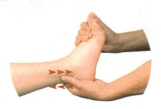

185

闭经

女子年逾 18 周岁，月经尚未来潮，或月经来潮后又中断 6 个月以上者，称为闭经，前者称原发性闭经，后者称继发性闭经。主要是冲任气血失调，分为虚、实两个方面，虚者因冲任亏败，源断其流；实者因邪气阻隔冲任，经血不通。导致闭经的病因复杂，有先天因素，也有后天因素，可由月经不调发展而来，也可由他病导致。

足浴方

取益母草 30 克，红花 10 克，一同放入锅中，加适量清水，浸泡 20 分钟，煎煮 10 ～ 20 分钟，去渣取汁，和 2000 毫升热水同入浴盆中，先熏洗，待温度适宜时浸泡双足 40 分钟，30 日为 1 个疗程。

活血调经，适用于闭经。

药材功效逐个说

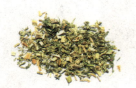

益母草
活血调经

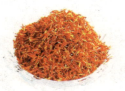

红花
活血通经

按摩方

按摩肾反射区。用单食指叩拳法顶压或按摩棒点按30~50次，以局部酸痛为宜。

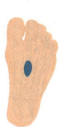

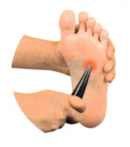

② 按摩腰椎反射区。向足跟方向推按30~50次。

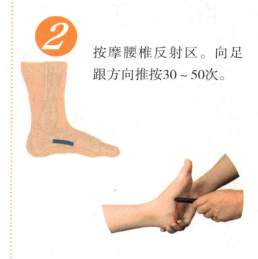

③ 按摩前列腺、子宫反射区。由上向下推按30~50次。

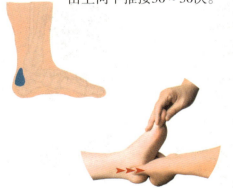

④ 按摩尿道、阴道反射区。由下向上推按30~50次。

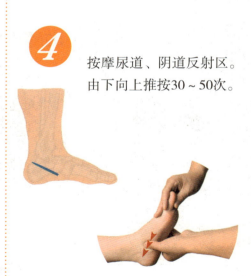

阴道炎

　　阴道炎即阴道组织发生的炎症，临床主要表现为阴道分泌物增多，呈黄水状，严重的可有血样脓性白带。中医属于"阴痒"范畴，认为其由肾阴虚或阴阳俱虚，加上湿毒下扰所致。严重时可造成阴道闭锁，或阴道和子宫腔积脓，故应进行积极治疗与调养。

足浴方

　　取龙胆草、黄柏、栀子各30克，木通、泽泻、柴胡各10克，一同放入锅中，加适量清水，浸泡20分钟，煎煮10～20分钟，去渣取汁，和2000毫升热水同入浴盆中，先熏洗，待温度适宜时浸泡双足15分钟。

清热解毒，利湿止带，适用于湿热下注型阴道炎。

药材功效逐个说

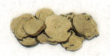

龙胆草
清热燥湿

黄柏
清热燥湿

栀子
清热利湿

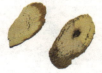

木通
清热利尿

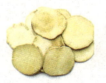

泽泻
泄热渗湿

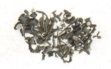

柴胡
疏散退热

按摩方

1 按摩肾上腺反射区。用单食指叩拳法顶压或按摩棒点按30～50次，以局部酸痛为宜。

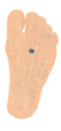
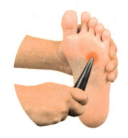

2 按摩肾反射区。用单食指叩拳法顶压或按摩棒点按30～50次，以局部酸痛为宜。

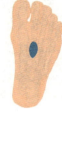
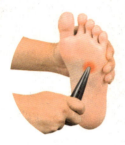

3 按摩尿道、阴道反射区。由下向上推按30～50次。

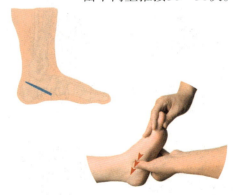

4 按摩下身淋巴结反射区。用拇指指腹向足跟方向推压30～50次，以局部酸痛为宜。

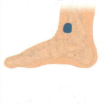
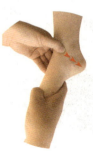

白带增多症

白带是指女性阴道流出的一种黏稠液体，如涕如唾，绵绵不断。女性在发育成熟期、经期前后或妊娠初期，白带可相应地增多，不属病态。如白带明显增多，色、质、味异常，或伴有全身、局部症状，即为白带增多症。中医认为，白带增多症主要是脾气虚弱、肝气郁结、湿气侵袭及热气急逼以致带脉受损而发病。

足浴方

取透骨草 10 克，艾叶 6 克，蒲公英、马齿苋、紫花地丁、防风、独活、羌活各 5 克，一同放入锅中，加适量清水，浸泡 20 分钟，煎煮 10～20 分钟，去渣取汁，和 2000 毫升热水同入浴盆中，先熏洗，待温度适宜时浸泡双足 15 分钟。

> 清利湿热，适用于湿热下注型带下病。

药材功效逐个说

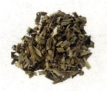

透骨草
祛风除湿

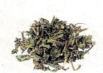

艾叶
祛湿止痒

蒲公英
清热解毒

马齿苋
清热解毒

紫花地丁
清热解毒

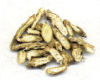

防风
胜湿止痛

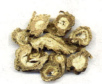

独活
祛风除湿

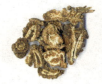

羌活
祛风除湿

按摩方

按摩肾上腺反射区。用单食指叩拳法顶压或按摩棒点按30～50次，以局部酸痛为宜。

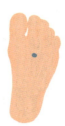

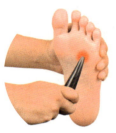

按摩生殖腺反射区。点按30～50次，以局部酸痛为宜。

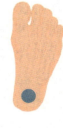

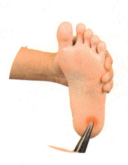

按摩前列腺、子宫反射区。由上向下推按30～50次。

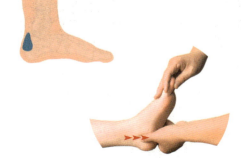

按摩下腹部反射区。向上推按为补，向下推按为泻，20～30次。

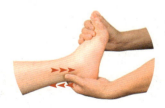

慢性盆腔炎

慢性盆腔炎是妇科常见病，主要表现为下腹部不适，有坠胀和疼痛感，下腰部酸痛，月经和白带量增多，同时可伴有疲乏、全身不适、失眠等症。在劳累、同房后、排便时及月经前后症状加重。中医认为，盆腔炎系风、寒、湿之邪侵袭，或因饮食、七情之变，致脾肾功能失调，气机阻滞，瘀血、痰饮、湿浊之邪积聚胞宫而发病。足疗有助于理气活血、散寒除湿，或清热利湿，可有效缓解症状，达到治疗的效果。

足浴方

取香附、当归 20 克，赤芍 15 克，桃仁、没药 10 克，一同放入锅中，加适量清水，浸泡 20 分钟，煎煮 10 ～ 20 分钟，去渣取汁，和 2000 毫升热水同入浴盆中，先熏洗，待温度适宜时浸泡双足 15 分钟，每日早、晚各熏洗 1 次，每剂药重复使用 2 日。

> 疏肝理气，活血祛瘀，缓解慢性盆腔炎的症状。

药材功效逐个说

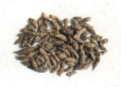

香附
疏肝解郁

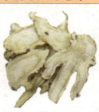

当归
补血活经

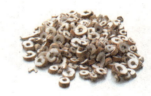

赤芍
清热散瘀

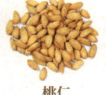

桃仁
活血祛瘀

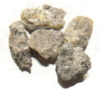

没药
散瘀定痛

按摩方

1
按摩肾上腺反射区。用单食指叩拳法顶压或按摩棒点按30～50次，以局部酸痛为宜。

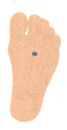
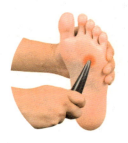

2
按摩腹腔神经丛反射区。用拇指指腹或按摩棒点按10～20次，以局部酸痛为宜。

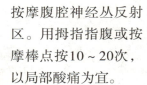
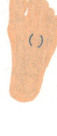
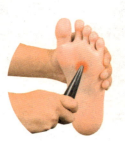

3
按摩生殖腺反射区。点按30～50次，以局部酸痛为宜。

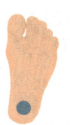
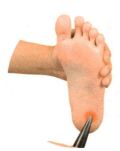

4
按摩前列腺、子宫反射区。由上向下推按30～50次。

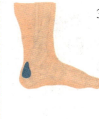
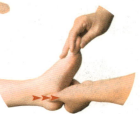

性冷淡

性冷淡是指性欲的缺乏，即对性生活没有兴趣，或是性欲减退。性冷淡的临床表现有：性欲冷淡，房事疼痛，精神萎靡不振，记忆力减退，四肢困倦，腰膝酸软，毛发脱落，性情急躁，心烦易怒，四肢不温，小腹寒冷甚则疼痛等症状。中医认为，性冷淡主要与肝肾阴虚有关，足疗可以通过滋补肝肾，达到加强性腺功能的治疗目的。

足浴方

取杜仲、续断各 60 克，柴胡、郁金、制香附、白芍、枳壳、木香各 15 克，一同放入锅中，加适量清水，浸泡 20 分钟，煎煮 10 ~ 20 分钟，去渣取汁，和 2000 毫升热水同入浴盆中，先熏洗，待温度适宜时浸泡双足 15 分钟。

滋补肝肾，行气解郁，适用于性欲淡漠。

药材功效逐个说

杜仲
滋补肝肾

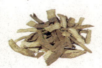

续断
补益肝肾

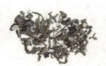

柴胡
升举阳气

郁金
行气解郁

制香附
疏肝解郁

白芍
平抑肝阳

枳壳
理气宽中

木香
行气止痛

按摩方

按摩腹腔神经丛反射区。用拇指指腹或按摩棒点按10~20次，以局部酸痛为宜。

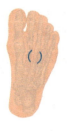
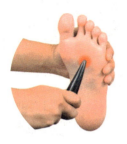

按摩生殖腺反射区。点按30~50次，以局部酸痛为宜。

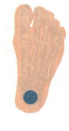
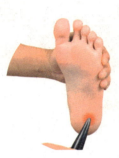

按摩前列腺、子宫反射区。由上向下推按30~50次。

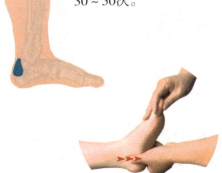

按摩腹股沟反射区。用拇指指端点揉30~50次，以局部酸痛为宜。

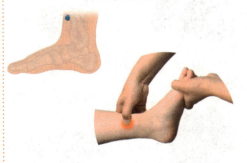

195

乳腺增生

乳腺增生是女性最常见的乳腺疾病，临床症状以乳房疼痛及乳房肿块为主，且多与月经不调、情志变化、劳累过度等因素有关，或伴乳头痛、乳头溢液等症状。中医认为，乳腺小叶增生系肝气郁结所致，与情绪异常等因素有关。足疗可缓解乳腺增生带来的疼痛感，调节内分泌，消除肿胀，长期按摩还可以起到软化肿块的效果。

足浴方

取海藻、昆布、夏枯草、牡蛎、瓜蒌、丹参各30克，柴胡、半夏各15克，一同放入锅中，加适量清水，浸泡20分钟，煎煮10～20分钟，去渣取汁，和2000毫升热水同入浴盆中，先熏洗，待温度适宜时浸泡双足15分钟。

> 疏肝理气，消肿散结，适用于乳腺增生。

药材功效逐个说

海藻
利水消肿

昆布
软坚散结

夏枯草
散结消肿

牡蛎
软坚散结

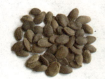

瓜蒌
宽胸散结

丹参
活血化瘀

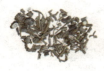

柴胡
疏肝解郁

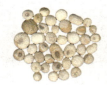

半夏
消痞散结

1 按摩肾上腺反射区。用单食指叩拳法顶压或按摩棒点按30～50次，以局部酸痛为宜。

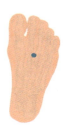

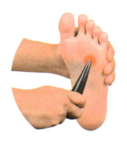

2 按摩胸部淋巴结反射区。用拇指指腹由足踝向足趾方向推按30～50次，以局部酸痛为宜。

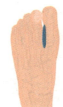

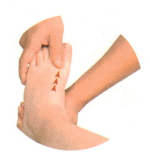

3 按摩胸（乳房）反射区。用拇指指腹按压30～50次，以局部酸痛为宜。

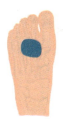

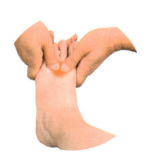

4 按摩下身淋巴结反射区。用拇指指腹向足跟方向推按30～50次，以局部酸痛为宜。

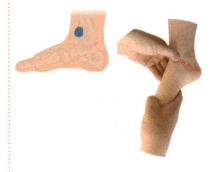

不孕症

女子婚后夫妇同居 2 年以上，配偶生殖功能正常，未避孕而未受孕者，或曾孕育过，未避孕又 2 年以上未再受孕者，称为不孕症。中医认为，肾、冲任、子宫的功能失调或者脏腑气血不和，从而影响胞宫功能。足疗能补肾益肾，调理冲任，增强子宫的功能，调和脏腑气血，从而使胞宫的功能恢复正常。

足浴方

取肉桂、淫羊藿、巴戟天、菟丝子、芡实各 30 克，一同放入锅中，加适量清水，浸泡 20 分钟，煎煮 10 ~ 20 分钟，去渣取汁，和 2000 毫升热水同入浴盆中，先熏洗，待温度适宜时浸泡双足 15 分钟。

> 温经散寒，补肾助阳，适用于不孕症。

药材功效逐个说

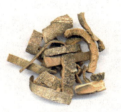

肉桂
温经散寒

淫羊藿
温补肾阳

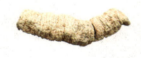

巴戟天
温补肾阳

菟丝子
补益肝肾

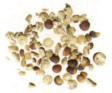

芡实
益肾固精

按摩方

1 按摩腹腔神经丛反射区。用拇指指腹或按摩棒点按10~20次，以局部酸痛为宜。

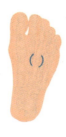

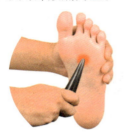

2 按摩生殖腺反射区。点按30~50次，以局部酸痛为宜。

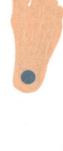

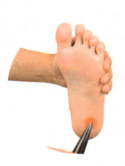

3 按摩前列腺、子宫反射区。由上向下推按30~50次。

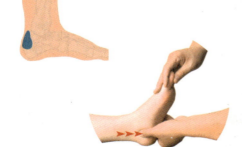

4 按摩下腹部反射区。向上推按为补，向下推按为泻，20~30次。

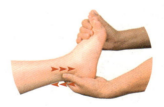

199

更年期综合征

妇女绝经期前后，肾气渐衰，天癸已竭，冲任失调，血不养心，故出现更年期综合征。足疗能够调节内分泌系统的功能，恢复自主神经系统的正常功能，从而改善更年期综合征的全身和局部症状。

足浴方

取淫羊藿、仙茅各 12 克，巴戟天、当归各 9 克，黄柏、知母各 6 克，一同放入锅中，加适量清水，浸泡 20 分钟，煎煮 10 ～ 20 分钟，去渣取汁，和 2000 毫升热水同入浴盆中，先熏洗，待温度适宜时浸泡双足 15 分钟。

> 温补肾阳，滋肾降火，主治更年期综合征。

药材功效逐个说

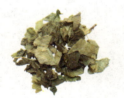

淫羊藿
温补肾阳

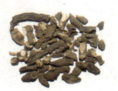

仙茅
温补肾阳

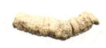

巴戟天
温补肾阳

当归
补血活血

黄柏
清热泻火

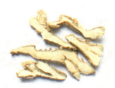

知母
清热泻火

按摩方

1 按摩脑垂体反射区。用拇指指尖或按摩棒垂直点压20～30次，以局部酸痛为宜。

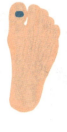
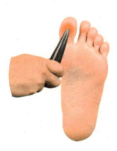

2 按摩甲状腺反射区。由足跟向足趾方向推按30～50次，以局部酸痛为宜。

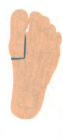
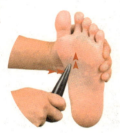

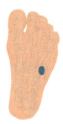

3 按摩脾反射区。点按30～50次，以局部酸痛为宜。

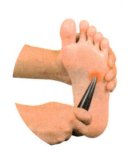

4 按摩肝反射区。由足跟向足趾方向推按30～50次，以局部酸痛为宜。

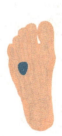
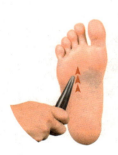

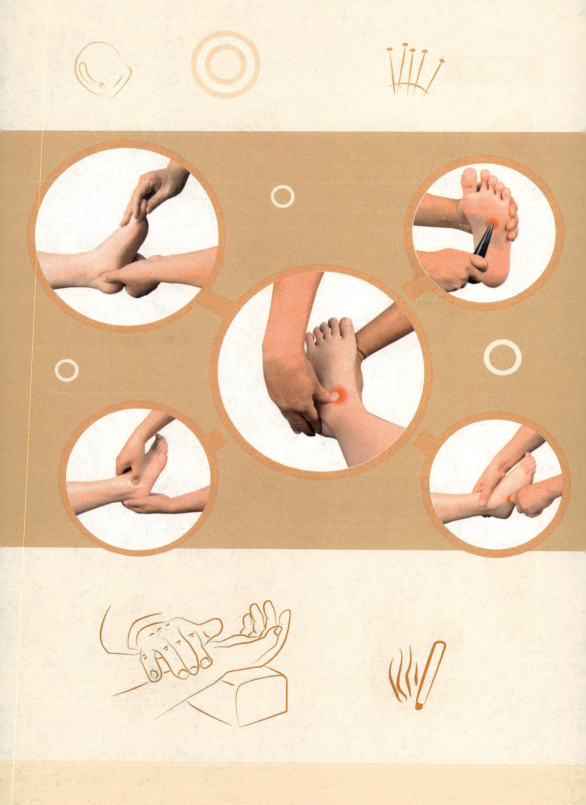

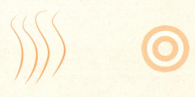

第八章

足疗消除
男科病症

风　寒　暑　湿

早泄

早泄是常见的男性性功能障碍性疾病。中医认为，此病是由于性欲过度，或因犯手淫，致损伤精气，命门大衰；或思虑忧郁，损伤心脾；或恐惧过度，损伤肾气所致。足疗可疏通经络、滋养肾脏，从而达到治疗早泄的目的。

足浴方

取龙骨、牡蛎各 50 克，山药、知母、黄柏、泽泻、金樱子各 20 克，生地黄 15 克，一同放入锅中，加适量清水，浸泡 20 分钟，煎煮 10 ~ 20 分钟，去渣取汁，和 2000 毫升热水同入浴盆中，先熏洗，待温度适宜时浸泡双足 15 分钟。

> 滋阴潜阳，清泻湿热，治阴虚火旺型早泄。

药材功效逐个说

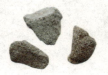

龙骨
收敛固涩

牡蛎
潜阳补阴

山药
补肾涩精

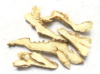

知母
滋阴泻火

黄柏
清利湿热

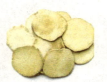

泽泻
利水渗湿

金樱子
固精缩尿

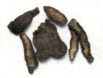

生地黄
养阴生津

按摩方

1 按摩肾反射区。用单食指叩拳法顶压或按摩棒点按30～50次，以局部酸痛为宜。

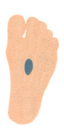

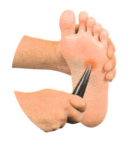

2 按摩生殖腺反射区。点按30～50次，以局部酸痛为宜。

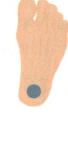

3 按摩前列腺、子宫反射区。由上向下推按30～50次。

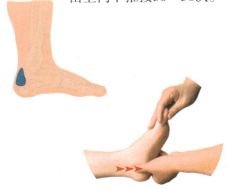

4 按摩腹股沟反射区。用拇指指端点揉30～50次，以局部酸痛为宜。

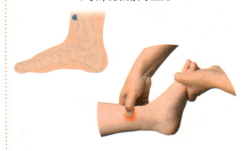

阳痿

　　阳痿是指在有性欲时，阴茎不能勃起或勃起而不坚，或虽有勃起且有一定的硬度，但不能保持足够的性交时间，因而妨碍性交或不能完成性交。足疗可在激发补肾壮阳功能的基础上，益气养血、疏肝理气、活血化瘀，从而能促进激素分泌，增强性功能，达到治疗目的。

足浴方

　　取金樱子、巴戟天、淫羊藿各 30 克，阳起石 25 克，胡芦巴 20 克，柴胡 15 克，一同放入锅中，加适量清水，浸泡 20 分钟，煎煮 10 ~ 20 分钟，去渣取汁，和 2000 毫升热水同入浴盆中，先熏洗，待温度适宜时浸泡双足 40 分钟，每日早、晚各 1 次，10 日为 1 个疗程。

> 补肾助阳，可有效改善男性肾虚导致的阳痿症状。

药材功效逐个说

金樱子
补肾壮阳

巴戟天
补肾壮阳

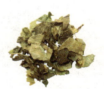

淫羊藿
温补肾阳

阳起石
补肾壮阳

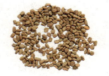

胡芦巴
温肾助阳

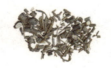

柴胡
升举阳气

按摩方

1 按摩肾反射区。用单食指叩拳法顶压或按摩棒点按30～50次，以局部酸痛为宜。

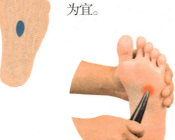

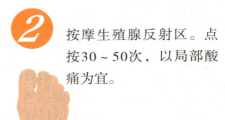

2 按摩生殖腺反射区。点按30～50次，以局部酸痛为宜。

3 按摩腹股沟反射区。用拇指指端点揉30～50次，以局部酸痛为宜。

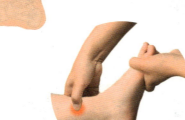

4 按摩外尾骨反射区。用拇指指腹向下推按30～50次，以局部酸痛为宜。

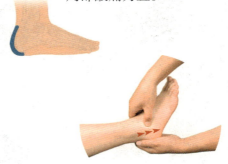

遗精

遗精是指以不因性生活和手淫而精液频繁遗泄为临床表现的疾病。有梦而遗精者，称为梦遗；无梦而遗精，甚至清醒时精液自出者，称为滑精。本病的发病因素比较复杂，主要有房事不节，先天不足，用心过度，思欲不遂，饮食不节，湿热侵袭等。平时应注意调摄心神，排除杂念，以持心为先，同时应节制房事，戒除手淫。

足浴方

取黄柏 90 克，砂仁 45 克，炙甘草 22.5 克，天冬、熟地黄、人参各 15 克，一同放入锅中，加适量清水，浸泡 20 分钟，煎煮 10 ~ 20 分钟，去渣取汁，和 2000 毫升热水同入浴盆中，先熏洗，待温度适宜时浸泡双足 15 分钟。

清火固精，滋阴补血，主治肾阴亏虚，相火妄动之遗精。

药材功效逐个说

黄柏
清热燥湿

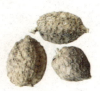

砂仁
化湿和中

炙甘草
益气通阳

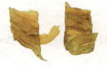

天冬
补肾益精

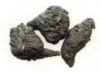

熟地黄
益精填髓

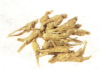

人参
大补元气

1 按摩肾反射区。用单食指叩拳法顶压或按摩棒点按30~50次，以局部酸痛为宜。

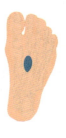
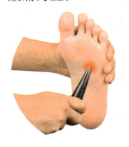

2 按摩腹腔神经丛反射区。用拇指指腹或按摩棒点按10~20次，以局部酸痛为宜。

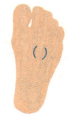
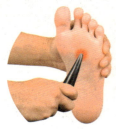

3 按摩生殖腺反射区。点按30~50次，以局部酸痛为宜。

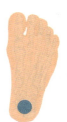
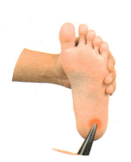

4 按摩前列腺、子宫反射区。由上向下推按30~50次。

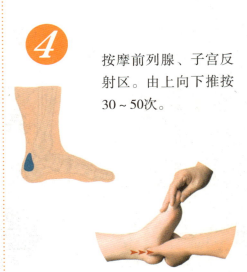

前列腺炎

前列腺炎是由细菌、病毒所导致的前列腺体和腺管的炎症。本病分急、慢性两种，其中以慢性前列腺炎最常见，多与后尿道炎、精囊炎或附睾炎同时存在。中医认为，本病主要病机为湿热壅滞、气血瘀滞、阴虚火旺或肾阳虚损，本虚标实。

足浴方

取萆薢、石菖蒲、乌药、滑石、车前子各10克，甘草6克，一同放入锅中，加适量清水，浸泡20分钟，煎煮10～20分钟，去渣取汁，和2000毫升热水同入浴盆中，先熏洗，待温度适宜时浸泡双足15分钟。

清热、祛湿、解毒，适用于湿热型前列腺炎。

药材功效逐个说

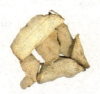

萆薢
利湿去浊

石菖蒲
化湿开胃

乌药
温肾散寒

滑石
清热利尿

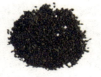

车前子
清热化湿

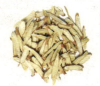

甘草
清热解毒

按摩方

1

按摩肾上腺反射区。用单食指叩拳法顶压或按摩棒点按30~50次，以局部酸痛为宜。

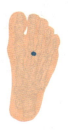

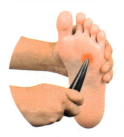

2

按摩生殖腺反射区。点按30~50次，以局部酸痛为宜。

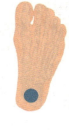

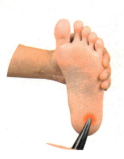

3

按摩前列腺、子宫反射区。由上向下推按30~50次。

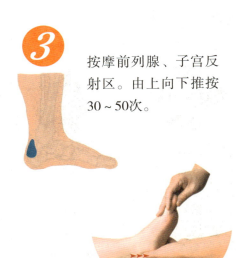

4

按摩腹股沟反射区。用拇指指端点揉30~50次，以局部酸痛为宜。

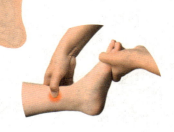

不育症

育龄男性结婚后，夫妇同居两年以上，配偶生殖功能正常，未避孕而配偶未受孕者，称为男性不育症。中医认为，不育症多由肾气亏虚，气血不足，湿热侵染，气血瘀滞和痰浊阻遏所致。

足浴方

取熟地黄 30 克，淫羊藿、黄芪各 15 克，菟丝子、当归各 12 克，桃仁、红花各 9 克，川芎 6 克，一同放入锅中，加适量清水，浸泡 20 分钟，煎煮 10 ~ 20 分钟，去渣取汁，和 2000 毫升热水同入浴盆中，先熏洗，待温度适宜时浸泡双足 15 分钟。

> 滋补肝肾，主治男子不育症。

药材功效逐个说

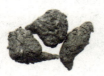

熟地黄
益精填髓

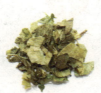

淫羊藿
温补肾阳

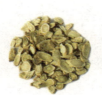

黄芪
补气升阳

菟丝子
补益肝肾

当归
补血活血

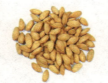

桃仁
活血祛瘀

红花
活血散瘀

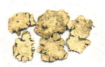

川芎
活血行气

按摩方

按摩肾反射区。用单食指叩拳法顶压或按摩棒点按30~50次，以局部酸痛为宜。

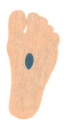

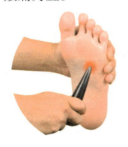

按摩生殖腺反射区。点按30~50次，以局部酸痛为宜。

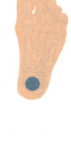

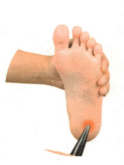

按摩尿道、阴道反射区。由下向上推按30~50次。

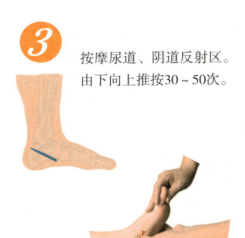

按摩睾丸、卵巢反射区。用拇指指腹揉按30~50次，以局部酸痛为宜。

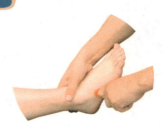